Let's Eat Right to Keep Fit

修 訂 大 字 版

吃的營養科學觀

Adelle Davis

世界營養學權威
安德爾・戴維絲◎著
王明華◎譯

臺北醫學大學 保健營養系主任
總審訂 謝明哲 博士

世潮出版

出版序

財富、地位、健康，是每一個人都希望擁有的。然而許多人卻將一生大部份的時間與精力用在追求財富和地位，忽略了自己的健康；一旦失去了健康，即使擁有龐大的財富與最高的地位，也變得毫無價值，真是非常的不智。

我們的健康並非靠醫師和藥物來維護，而是靠食物的營養。為了維持身體健康，我們需要不斷從食物中獲得各種營養素，而良好的健康絕非偶然，有賴於每一餐、每一天、年復一年持續不斷攝取適當與均衡的營養。

營養與健康的關係極為密切，營養學是一門新興的學科。近代營養學是在生理學與生物化學的基礎上逐漸形成，為一門綜合性的學科，包含的範圍極為廣泛，然而有關營養的基本知識，則是每一個現代人所應具備的常識。適當的營養，從個人來說，可使身體健康，家庭幸福；從大處而論，國民健康是國家重要的資源，與家庭幸福、國家繁榮休戚相關。

由於經濟繁榮，國民所得逐年提高，近年來，國人對於食物的獲取，非僅不虞匱乏，更有擔心營養過量之憂慮。然不可諱言，我們大多數人對於營養有關的知識，不是一無所知便是一知半解。我們是世界上最講究吃的民族，自古到今，流傳著許多珍饈補品，但這些傳統古老的食物，是否對於我們健康有益，尚有待科學的分析與研究。

從現代營養學的觀點來說，我們每天的飲食中，各種營養素的質與量必須均衡適當的攝取，才能維護健康、預防疾病及保持充沛的精力。人體需要的營養素達四十種之多，醣類、蛋白質、脂質、維生素、礦物質及水，都是維持健康所需的營養素，但必須均衡適當地攝取，過與不及對健康都是有害無益的。因此，正確的營養知識極為重要，為了保持身體的健康，我們每天的飲食，不僅要吃得飽，還要吃得好；同時更要從科學的觀點講求合理的營養。

美國最知名的營養學專家安德爾・戴維絲（Adelle Davis）女士是一位營養學領域的拓荒者，她堅信營養良好的飲食是健康精力的關鍵。她貢獻智慧與熱忱，提供現代營養學各種最新的知識與觀念，致力於喚起社會大眾重視飲食的營養，以促進良好的健康，免於疾病的痛苦。

戴維絲女士的著作有《吃的營養科學觀》、《營養與保健》、《食療與保健》及《孕婦與嬰兒營養聖典》皆是美國最暢銷的營養學書籍，世界各國均有其翻譯本，是公認對人類健康最有益的好書。她以生動流暢的筆調，簡明扼要地介紹有關營養的知識，從她的書中讀者不僅瞭解到什麼是營養，食物中所含營養素的質與量，並清晰地瞭解我們的身體如何攝取、消化、吸收和利用食物中的營養，以維持生命活動的完整過程。每一本書的內容，不僅適合於一般讀者，即使是專業的醫師及醫護人員，也能從其中獲得極為有益的知識。

雖然戴維絲女士的某些建議及對各種維生素神奇的療效，從專業的醫學方面而言，尚有探討或修正的必要，但是，她促進人類營養與健康的貢獻，仍然受到肯定。

在這一系列叢書中，除了提供我們各種營養與健康的知識，同時還提出許多卓越的見解，值得我們全體國人及政府深思與警惕。例如，她指出：由於化學肥料、殺蟲劑及除草劑等大量的濫用，使農作物的土壤日漸貧瘠，食物因而缺少應有的營養素；食品工業的精細加工及任意加入添加劑；各種毫無營養價值的垃圾食物充斥市場，不僅使食品的營養大量地流失，對戕害兒童的健康尤為嚴重。同時，她更大聲疾呼、指責食品及製藥業者誇大不實的宣傳廣告，欺騙消費者。她呼籲人們應具備營養的基本知識，購買食物及藥品時，應仔細閱讀其標示與說明，確實瞭解所含的成份，選擇有營養價值並適合自己健康所需的食品。

最有意義的一項是，她呼籲全體人民與政府應共同建立飲食營養與健康的共識。因為飲食營養良好可以增進身體健康，減少醫療費用的支出，促進家庭生活的幸福；而國民健康是國家重要的資源。值此全民健康保險已實施之際，政府每年以龐大的預算支付醫療費用時，應考慮如何加強對民眾有關飲食營養與健康的教育，增加飲食營養的知識，極為重要。

希望本叢書的出版，能帶給讀者更豐富的營養知識，增進健康的身體，享受快樂的人生。

世潮出版有限公司謹識

推薦序

安德爾・戴維絲女士以生動流暢的文字，介紹營養專業知識。閱讀本書手稿令人愛不釋手，我身為醫師，拜讀了她的八本作品及數次演講，對於營養知識更感興趣，獲益良多。

本書內容豐富，每一章都能帶給讀者極大的震撼和啟示，並思考如何將書中的知識學以致用。我也一樣，許多章節都一讀再讀，這是一本公認為對營養學最佳的參考資料，不但適合受過醫學及技術訓練的專業人員，也適合一般人閱讀；書中將我們日常飲食及營養有關的知識，以淺顯易懂的文字表達，即使是專業的醫護人員，也能由本書中獲得最新的營養知識。

我真希望在就讀醫學院時，就能讀到這本書。醫學院學生在技術性知識的叢林中迷失，視野受限，學到的只是治療疾病的原則。然而，人們常因為營養不良而生病，造成肉體與精神的退化，也不可能只缺乏某種營養，只有刻意控制實驗動物的飲食才會如此。我漸漸了解，缺乏某種營養，連帶表示其他營養也不足；如果身體某個組織受到傷害，其他組織也無法倖免。

每年都會發現許多關於維生素及影響健康的重要新知，當然還有更多尚待探索。即使人工再怎樣合成食物與維生素，我們也無法獲得完全足夠的營養；雖然這些食物與營養對健康有所幫助，但可能造成錯覺，以為我們真的吃對了。因此，正如作者所言，我們必須藉由食物，真正的好食物，才能獲得充分的營養。有許多因素影響我們從食物中獲得營養。現在的土壤大都不能稱為肥沃，甚至貧瘠，以致植物不再含有應有的養分。動物吃了這些植物，生產的肉、奶或蛋的養分也會不足；再者，不當的食物加工過程及烹調方式，也會使營養嚴重流失；而另外一個重要的影響，乃是心理因素，會使我們產生不適當的飲食問題。

在飲食問題中，有許多隱藏的心理因素；在出生頭一年的口腔期，即養成一生重要的飲食習慣，由於是潛意識層面，難以解釋自己對於食物的好惡；可能因渴望關懷而過度飲食，或因恨意難消而吃不下東西。心理學家都知道，人類都有無意識的需求和欲望，或是想要傷害自己，差別只在程度高低，不然，我們為何會去吃那些傷害身體的食物？或是喝酒抽菸，工作過度或懶散？唯有經過適當的心理諮詢與治療，才能改變這些傷害自己的壞習慣。

我們都知道，小孩很難教，夫妻之間彼此更難改變對方的某些觀念和想法，尤其是在飲食習慣方面。由於每個人的飲食習慣都是經年累月長期養成的，已經深深紮根在我們心底。在這種情況之下，本書的重要性更是不可言喻。媽媽可以藉由本書將適當的營養觀念傳遞給家人；首先，可以讓固執的先生看第二章。事實上，本書的每一章都具有獨立性，內容也非常完整，所以，即使僅有十五到二十分鐘的時間，也可以藉由閱讀本書而獲益。本書所提原則，可謂預防醫學之基礎，若能得到越來越多人的認同，我相信人類的健康史將能有長足的進步。

美國營養學會祕書長　考瑞爾醫師　W. D. Currier, M.D.

導論

營養學是一門新興科學。自一九四七年起，美國最知名的營養學專家——安德爾·戴維絲女士，致力於喚起社會大眾對營養的重視，以促進良好的健康。當時醫學院的課程只注重疾病的治療，並不重視如何預防疾病，但到了今天，人們已著重預防勝於治療，醫學院也開始教導醫師，營養對治療與預防疾病所扮演的角色。經持續研究，現代的營養師及食療專家已更深入認識日常飲食習慣對於健康的影響。

關於安德爾·戴維絲的大聲疾呼，在本書《吃的營養科學觀》中，作者明確表達理念，即營養對於維護健康、預防疾病的重要性。許多卓越的見解，對現代的營養觀念已造成深遠的影響。

首先，她建議大家要仔細閱讀食品標示，選擇不含化學添加物及防腐劑的食品，避免過度精製或加工，並建議以完整穀類及新鮮蔬菜、水果作為主食。她對於冷凍食品不以為然，但我認為先進的技術使得冷凍食品的營養價值已今非昔比。

安德爾·戴維絲肯定營養補充品的作用，但強調「自然來源」更好；她是一位主張健康與美味並重，並示範烹調美味食物的健康專家。她也強調以適當的營養食物來培養嬰幼兒正面、良好的飲食習慣。

由於良好營養會影響一個人的一生，安德爾·戴維絲關心自嬰兒時期開始的正確餵食法，特別注意市面嬰兒食品含有化學添加物的危險性。她反對嬰兒食品添加高度飽和椰子油，現今許多食品業者已經將其剔除，改用其他成分。她也批評市場所銷售的嬰兒食品添加過量鹽和糖，現在食品已大有改善，都要感謝戴維絲等人。

為了對抗這些問題，她教導母親利用家裡買的新鮮蔬菜水果，自行製作嬰兒食品。有了現代化的攪拌器及食品加工器具，比古早時代方便多了。

她也提出警告，飽和脂肪及膽固醇容易引發心臟病。後續的科學研究顯示，必須限制飽和脂肪的攝取量，不可超過總食量的百分之七。

安德爾‧戴維絲找出高血壓與過量鈉的關聯——除了食鹽，鈉還存在於烘培蘇打（碳酸氫鈉）、硝酸鹽、醱粉等，及三百多種食品添加物中。現在，由於消費者團體施加壓力的結果，已使食品業者著手改善問題，清楚標示食品的鈉含量。安德爾‧戴維絲擔心過量鈉會影響人體的鉀平衡，因此建議使用氯化鉀（低鈉鹽）替代一般的鹽。現在我們有了更簡便的方式，即降低每日食鹽及鈉的攝取量，並多吃含豐富鉀的食物，如新鮮柑橘、香蕉、烤馬鈴薯、杏桃等。

安德爾‧戴維絲優先以飲食療法作為各種疾病最初期的治療方式之一，在當時具有先見之明。這個理論受到美國國家膽固醇教育計畫的支持，建議在使用各種降低膽固醇藥物治療病人之前的六個月，應該先採取飲食療法。此外，開始使用藥物時，仍必須注意保持低脂肪、低膽固醇的飲食。

安德爾‧戴維絲經常反對有病立刻吃藥的方式，到今天依然受到認同。她不贊成服用利尿劑控制血壓及體重，並反對濫用抗生素。她指出，不當服用維生素及礦物質，會有中毒的危險性，並不斷強調這些重要營養素應該來自天然食物，而非各種營養補充品。她說，「服用維生素，一知半解的知識是很危險的。」

安德爾·戴維絲也提出壓力對於人體新陳代謝及食物消化吸收的影響，對於承受巨大壓力的現代社會，可謂真知灼見。她倡導要在沒有壓力的環境下吃適當的食物。

她率先提出缺乏鈣及維生素D對於骨質疏鬆症的影響。現在，鈣的標準攝取量已經增加為一千毫克，這是安德爾·戴維絲在五十年前所建議的劑量！當時安德爾·戴維絲即提出鈣質必須在胃酸中溶解才能吸收。我建議可採用一種測試方法，將你的鈣片溶於約半碗白醋中，以模擬胃吸收鈣質的情形，可藉由此實驗得知你所購買的鈣片，其中鈣質真正的吸收效率。

安德爾·戴維絲也找出鈣質缺乏與更年期荷爾蒙不足的關聯，現在已經受到婦產科醫師及病人的認同。

安德爾·戴維絲認為飲食與癌症有關，受到現代研究人員的支持。他們比較美式飲食與第三世界國家的飲食，發現飲食不當可能是重要因素。例如，低纖維、高度精製、大量脂肪的典型美式食品，與未開發國家的人民所吃高纖維、未精製、低脂肪的食物相比，造成美國人的癌症罹患率高出甚多。

安德爾·戴維絲認為，國民健康屬於國家層級問題，因此國家的教育必須讓全國人民對於營養建立共識，否則無法達成理想的健康。她提到由於貧瘠而缺乏天然礦物質的土壤，造成食物中營養素的缺乏，這也是現代人的難題之一。發展不使用化學肥料及殺蟲劑的科學農業，已經是當務之急。

然而，並非所有安德爾‧戴維絲的建議都是可接受或適當的。例如，她曾建議食用白雲石並不恰當，因為其中雜質太多，會有不良的影響；她建議曬太陽來獲得適量的維生素D，由於臭氧層受到破壞，暴露於陽光下的皮膚，罹患皮膚癌的危險性已經比從前嚴重許多。

雖然這位營養先知的某些建議仍有待探討，但她的警醒、智慧及促進人類營養與健康的貢獻，依然受到肯定。安德爾‧戴維絲認為老化並非簡單的自然過程，同時也是長期缺乏營養所帶來的必然結果，的確值得我們深思。基因決定生命的藍圖，然而適當的營養或許才是延年益壽的關鍵。

海瑞特‧羅絲（Harriet Roth），《低卡美味》與《簡單低卡》（*Deliciously Low and Deliciously Simple*）暢銷書籍作者

目錄

附錄

1　營養學：一門令人驚喜的學科

認識營養

營養就像你的日記或所得稅報表一樣，是人人切身的問題。它能決定你的容貌、言行與舉止，無論你是憂鬱或快樂、美麗或平庸、思路清晰或混沌、心理上或肉體上的年輕或衰老；對工作感到愉快或厭煩；創新求變或是墨守成規等。每天所吃的食物，可以決定你在一天的工作後，是精神愉快或是精疲力盡。簡言之，它能影響你的人生，營養愈好，生命愈豐富。

營養學是研究吃下去的食物對人體所產生的功能，而飲食設計是研究該吃哪些食物，兩者不能混為一談。營養學是一個奇妙的知識，與每個人的生活息息相關，然而為什麼卻不受到人們的重視？原因有很多，主要由於它是一個新興的學科，專門致力於此項研究的機構與人才都不足。

飲食方面盲目追求流行的人，通常對營養學一知半解，相信毫無科學根據的坊間傳聞秘方及誇大不實的廣告，人云亦云，不但否定專家的建議，也讓有心注重營養者產生懷疑與迷惑。

那些對食物盲目追求流行的人，對飲食的態度又太偏頗，往往想要吃喝一些極端的食物。我曾經喝過一種味道像稻草的青草汁，聞起來很香，喝下去卻令人不敢恭維。好像除非食物吃起來像蘇格拉底的毒藥，否則就不夠營養，說實話，我常常想，這些人是不是並沒有那麼想獲得健康，畢竟從事營養學的工作這麼久以來，我愈發相信，健康的人，飲食也是美味可口的。

當然，你不必勉強自己吃不喜歡的食物，不過你也該了解，其實許多富於營養、有益健康的食物，吃起來味道都不錯，而且你可以學著去接受這些食物。人體必須正常運作，可以由少量開始，逐漸增加，就像咖啡或酒，想必許多人喝第一口的時候都覺得很難喝。

假設你缺乏某些營養，有人建議吃某些食物加以補充，而那些食物卻令你倒盡胃口，你又恢復平常的飲食，最後因為嚴重營養失調，使生命受到威脅。這是誰的過錯呢？我想是那個提供錯誤建議的人。如果所建議的飲食既營養又可口，你的健康可能已經獲得改善。因此，我認為選擇飲食應該符合兩個標準，一是美味可口，二是有益健康。

營養學被忽視的原因

營養知識的不足，原因是由於一般人對食物的訊息大多得自於廣告。廣告會吸引消費者，希望人們購買某些特定的食物，精製的食品比天然的食品包裝精美，易於運送及儲存；經過消毒殺菌，不易腐敗，但營養也所剩無幾。這些食品在精製過程中流失大量的營養，但在廣告中卻誇大宣傳其具有高度的營養價值，使人們深信不疑，不再注意改善營養。

另一個不重視營養的原因，是坊間流傳太多似是而非的論調。我曾經應邀到某個「健康」團體去演講，在上台之前，主席先作簡短的介紹，他竟脫口而出「白糖有毒」，令我十分驚訝。現場每一位聽眾想必都吃過「有毒的」白糖，但大家都活得好好的。因此，我在演講時會注意，當提到某些營養食物，我總是用建設性的口吻表示，吃某些食物會比另一些更有益。

人云亦云，不求甚解，使人們容易受到欺騙。在一般人的觀念中，頭痛要吃阿斯匹靈，潰瘍或其他毛病則吃維他命丸。他們相信藥劑是能治百病的「萬靈丹」；不過，如果世界上真的有所謂的萬靈丹，那顆藥起碼會像棒球那麼大。

資訊不確實，也是營養學被忽視的原因之一。經常有人告訴我：「我正在進行高蛋白質飲食」，當我檢查他們的食譜，卻發現蛋白質含量僅達標準的三分之一。這些人自認為具備營養知識，卻反而因此缺乏營養而不自知。由於類似的錯誤及過於泛濫的假訊息，許多人因此受到蒙蔽而不自知。還有一個重要的原因令我感到驚訝。以家庭來說，許多妻子常犯矯枉過正的毛病，當她發現先生的營養不足，常會想盡辦法改變先生的飲食習慣，使先生變得反感；相反地，有些先生則因為牙齒或腸胃不適，疲勞或脾氣暴躁等原因，批評妻子為他挑選和準備的食物；如果妻子勉強他吃，家裡一定會鬧得很不愉快。

如果讓我為本書許一個願，我希望讀者能夠和全家人一起共讀，一起討論營養問題，不要空談，應該身體力行，用具體的成果影響周遭的人們，共同落實營養的觀念。

食物營養與心理影響

食物的選擇與心情有關，對許多人而言，各種情緒反應如快樂、痛苦、獎賞、處罰等，會與吃東西連在一起，或許這才是營養的觀念無法普及的最重要原因。從前在貧窮中成長的人，吃的食物雖然夠營養，卻覺得食物很粗糙，端不上檯面；有錢人都吃較精緻卻不營養的食物，例如白麵包及白糖等，這是一種社會地位的象徵。

有些人覺得柳橙汁喝起來跟喝機油沒兩樣；有個心理醫師告訴我，有些人很討厭喝牛奶，因為他們討厭媽媽，小時候媽媽強迫他們喝牛奶，因此把不滿發洩到牛奶上面。人們對於食物的好惡，經常受到情緒及心理作用的影響。例如，我父親嚴格規定要把飯吃乾淨，不可以留下食物。有一次他強迫我把盤子裡的肥肉吃掉，因此，到現在我還是很討厭肥肉。我也不吃動物的腦，因為在宰殺動物時經常會把腦子和內臟一起丟棄。

理論上，我們應該盡量喜歡所有營養的食物，為了身體力行，我曾經在一家法國餐館裡吃了一盤蝸牛，後來不舒服好幾個小時。那些蝸牛並沒有什麼不對，而是我對蝸牛的厭惡令我不安。我們對許多食物都有著根深蒂固的好惡，很難改變。很多人誤以為所謂的營養，就是放棄原本喜好的食物，而勉強吃厭惡的食物。

過度依賴醫師，也是人們忽略營養的原因之一。既然醫師沒有注意調整我們的飲食，理所當然表示營養並不重要。醫師學的是醫學，專長在於治病，而不是保健。醫學院學生進入學校的第一天起，他們研究的是病而不是健康。近來已有愈來愈多的醫師致力於營養推廣的工作，成果斐然。然而，醫藥目的在於使疾病改善，維持重病者的生命；而營養目的則為維持人體健康，預防疾病。從前全美國的醫學院並沒有專門的營養課程，只是籠統地散見於其他課程中。而醫師研究營養學，目的只是為了發現並治療營養不良所引起的疾病，例如壞血病等，但是這類疾病並不常見。營養學受到嚴重漠視的結果，使病人期望藥物能取代良好飲食的功能，而這些錯誤的訊息，卻使病人承受許多不必要的痛苦。

經常超量工作的醫師，仍須不斷追求新知，瞭解抗生素、荷爾蒙、外科技術等的最新發展，治療新的疾病，並研究疾病最新療法。我與許多醫師共事已逾四十年，他們都是非常優秀的人才。或許有些人會抱怨：「我的醫師為什麼不告訴我日常飲食的重要性？」我覺得這句話並不公平，營養學不是醫師的專長，就像營養學家不可能執行複雜的腦科手術一樣；你可能有時間研究營養常識，而醫師卻沒有時間。

最後，營養學未受到重視的另一個原因，是基礎科學與臨床研究之間的斷層長達二、三十年。全世界無數間實驗室，科學家致力於動物實驗工作，觀察食物中缺乏某種營養成分對動物健康所產生的影響。但是，這些科學家卻沒有將動物實驗的結果延伸到人體應用方面，只是在昂貴的科學刊物上發表論文，而忙碌的醫師並沒有時間看那些報告，否則便可能會發現，那些動物實驗報告所陳述的內容，和他們的病人描述的症狀往往一樣。

很多動物實驗所獲得的營養學知識，也同樣適用於人類。即使你的健康情形十分良好，具備豐富的營養學知識，並且身體力行，仍然有很大的助益，可使你的身體、心理及外表保持最佳狀態，讓你的人生充滿朝氣與精力。

讓我們一起探討如何維持良好的健康！

2 營養豐富的早餐，維持一整天精力充沛

醣類提供持續的精力

維持人體的健康，需要四十種以上的營養素。未經加工精製的食品，如牛奶，便可以充分供應這四十種營養；而過於精製的食品，如白糖，則只剩下一種營養。所以，人類不可能因為單獨缺乏某種營養而造成疾病。飲食不當的人，會同時出現各種複雜的症狀。在動物實驗中會控制某種營養素，因此所產生的症狀明確單純；若在本書中探討單一營養素失調的情形，在現實中實際上並不太可能發生。因為缺乏任何一種營養，都會影響到其他營養的攝取。例如，人體若有醣類攝取不足的情形，只需短短幾個小時，就足以讓你過得很不快活。

早餐可以決定一整天的活動情形。早餐吃得太少，或是選擇的食物不當，會讓你整天無精打采。早餐影響身體如何產生能量，亦即血液中含糖量的多寡；糖與脂肪燃燒（氧化）後所產生的能量，會影響一整天的思想、行動與情緒。血液中必須含有充足的糖，才能充分供應細胞所需的能量。由血液的含糖量，可以看出每個細胞所得到的糖是否足夠。

血液的分析實驗顯示，一個正常的人，經過十二個小時不吃東西，測量一百ＣＣ血液中，糖的含量是八十至一百二十毫克，稱為「空腹血糖」。這個數字尚屬正常，但須視前一餐所吃的

食物質與量而定。血糖一般正常是九十到九十五毫克，能夠維持身體活動所需，但是當食物中的糖消耗殆盡，能量不繼，便容易產生疲倦感。當血糖降至七十毫克，會漸漸感到飢餓，由疲倦感而逐漸形成疲勞。當血糖降至六十五毫克，就會飢腸轆轆，特別想吃甜食。若血糖持續下降，疲勞將變成衰竭，並且出現頭暈目眩、虛弱及站立不穩的情形，甚至心律不整、雙腿發軟或噁心想吐。

神經及腦細胞必須利用糖產生能量，而不是利用脂肪或蛋白質。當血糖只是略為降低，思緒會混沌不清，神經緊張，反應也變得遲鈍。一個人的血糖降到正常值以下時，會變得暴躁易怒、情緒惡劣、沮喪消沉、不合作等。因為腦細胞需要糖以產生能量，如果血糖持續過低，可能會導致昏迷。

另一方面，如果所吃的食物能增加血糖的含量，維持正常的血糖濃度，就不會想吃甜食，變得精力充沛、思路敏捷清晰、心情開朗、態度親切、愉快，並且樂於與人合作。

在一個對於影響血糖濃度因素的研究中，兩百位受試者分別吃不同類型的早餐，在進餐前先測量血糖濃度，然後待吃過早餐三小時後，每隔一個小時測量一次血糖。結果發現，早餐只喝一杯不加糖和奶精的咖啡當早餐的人，血糖立即降低，整個早上都有暴躁易怒、神經緊張、饑餓、疲勞、衰竭、頭痛等現象，時間愈久，這些情況愈嚴重。吃兩個甜甜圈、一杯加糖和奶精的咖啡的人，血糖迅速上升，但是一個小時以後就降下來，仍然因為血糖不足而容易疲勞，工作效率低落。

美式早餐營養分析

典型的美式早餐是一杯柳橙汁、兩片培根、吐司、果醬、加糖和奶精的咖啡。這種早餐使血糖值迅速上升，但是一個小時後，血糖值會降得比早餐之前還低，一直到吃午餐為止。另外一種早餐，除了前述的食物之外，再加上一碗麥片粥，血糖也是迅速上升後再迅速降低，整個早上都是如此。

另一種典型的美式早餐，則是吃一碗加牛奶和糖的麥片粥，可使血糖值迅速上升，但是稍後血糖下降則比前述任何一種早餐還低。

較好的早餐是一杯全脂牛奶（約二三〇ml），加上二匙半脫脂奶粉一起沖泡，再吃前述的典型美式早餐，即柳橙汁、培根、吐司、果醬及咖啡等。吃過這種早餐後，血糖會上升，超過正常值，然後維持在大約一百二十毫克的水準，持續整個上午，使人感到心情愉快。若以兩顆蛋取代脫脂奶粉，亦可維持高血糖，使人精力充沛。

最後一種是典型美式早餐加上蛋及加奶粉的牛奶，吐司及果醬量更多，同樣可以維持高血糖。

研究人員也觀察受試者在吃了不同的早餐後，對於下午的活動有何影響。所有的受試者都吃相同的午餐：一份全麥吐司製成的奶油乳酪三明治，加上一杯全脂牛奶。然後每隔一個小時採集血液樣本，測定血糖含量。

所有的受試者在午餐後血糖均快速升高。早餐原本吃蛋或脫脂牛奶的人，整個下午都能維持高血糖值；而吃其他種早餐，低血糖持續整個上午的人，吃過午餐後，血糖略為升高，但幾分鐘後即再度降低，持續整個下午。由此可見，早餐所選擇的食物，對於一天的精力，有決定性的影響。

哈佛大學的賽恩博士（Dr. G. W. Thorn）也作過類似的實驗。受試者吃過含大量醣類（糖及澱粉等）、脂肪或蛋白質的早餐，六個小時後測定其血糖值。

一份高碳水化合物的早餐，包括柳橙汁、培根、吐司麵包加果醬、加糖和牛奶的麥片粥與咖啡。這種早餐會使血糖迅速上升，但是稍後會降得非常低，使人感到疲勞，無精打采。營養穀片加上鮮奶油的早餐，含有高脂肪，吃過早餐後，血糖略為升高，後維持在正常水平，持續整個早上。高蛋白質的早餐包括脫脂牛奶、瘦牛絞肉及起司，可使血糖緩慢上升至最高一百二十毫克水平，持續六個小時。

此外還以新陳代謝實驗，測試不同的食物所產生的能量。在吃過脂肪及醣類含量高的早餐後，新陳代謝的速率會稍微增加；吃過高蛋白質的早餐後，增加的速率更快，並且在六個小時內都持續這種高水平。

許多大學都作過類似的實驗及研究，並且獲得相同的結論：人體是否能維持充沛的精力，依早餐飲食的蛋白質含量而定；除此之外，還需要脂肪及醣類。血糖充足，可以產生足夠的能量；脂肪及蛋白質消化緩慢，所產生的糖逐漸溶於血液之中，便可以維持數個小時的高能量。

醣類過多會使胰臟工作加重

在美式食品中，糖及澱粉的含量非常豐富，而且價格低廉；蛋白質則昂貴並且量少。所以典型的美式早餐中，包括含天然糖分的水果或果汁、麥片粥、鬆餅、咖啡、蛋糕、吐司麵包等其他的澱粉食品，經人體消化後，迅速轉變為血糖；麥片粥及咖啡中經常加入精製糖，再加上果醬或果凍，大量的糖在瞬間進入血液之中，數分鐘之內，血糖濃度可以由八十毫克增加到一百五十五毫克。

血糖的迅速增加，會刺激胰臟分泌大量的胰島素，以便將這些糖轉換為澱粉、肝醣或脂肪，儲存在肝臟與肌肉之中，以免糖分隨尿液而流失。如果大量攝取碳水化合物，使糖分不斷進入血液之中，胰臟必須分泌更多的胰島素，長此以往，將使胰臟不堪負荷。而胰島素分泌過多，體內儲存過量的糖，不但無法增加精力，反而使人更容易疲倦。

三餐都是高碳水化合物，會使胰臟功能亢進，短時間製造高量胰島素，使血糖過度降低，造成所謂胰島素休克的情形。美式食物中，醣類和澱粉含量甚高，因此常見自發性胰島素休克；糖尿病專家強調，沒有罹患糖尿病者也會出現這種情形。一般人在過度飢餓或是運動過量時，也會發生同樣血糖低於標準的情形。

細胞僅能儲存少量的肝醣，多餘的糖即轉變為脂肪。當食物消化完成，人體所儲存的肝醣，即為糖的正常來源。肝醣可以再度分解為糖，在劇烈運動時，糖很快消耗完畢，細胞即開始燃燒脂肪以供應能量，但由於缺乏糖使得脂肪無法完全燃燒，會產生有害人體的酮體及兩種酸類廢棄物，並且造成能量枯竭。

人類的腦及神經細胞都需要糖以維持生機；必要時，腎上腺分泌皮質素（cortisone），摧毀細胞後，將其中的蛋白質轉換為部分的糖。因此不良的飲食習慣，會使神經系統失去功能，並影響其他人體組織。如果情況不予改善，將嚴重地危害健康，並且加速老化。

蛋白質的適當攝取量

相對來說，如果早餐裡能夠含少量的糖和脂肪，加上適量的蛋白質，人體會慢慢消化，讓糖緩緩溶入血液，便能夠持續產生能量。胰島素分泌正常，肝醣也能正常儲存，便不致形成令人憎惡的贅肉。能量促使身體活動，產生體溫，在氣候寒冷時，能夠產生溫暖；炎熱時，也能有正常的散熱功能。

蛋白質的測量單位是「克」，即公克。例如，一顆蛋可以提供六克蛋白質；一公升全脂牛奶是三十二克蛋白質。在上述的研究中，一餐至少須攝取二十二克以上的蛋白質，才能產生足夠三個小時活動所需要的能量。

如果一餐中蛋白質的攝取量達五十五克，則六小時內都能保持充沛的精力及旺盛的新陳代謝。飲食中蛋白質的攝取量愈高，所產生的效率愈大也愈持久。午餐及晚餐也必須攝取充足的蛋白質，如果餐後還有長時間的活動，則須加上一些脂肪及醣類。根據研究顯示，氣候炎熱時，食慾減低，血糖也較低，蛋白質的攝取量減少；冬天則不然。

根據進一步研究顯示，維持高血糖的另一個方法，是在正餐之間吃點心。但有人反對這種方式，因為許多人在吃點心時，很少吃有營養的食物，反而吃進過多的垃圾食物。點心應該包含蛋白質、脂肪及醣類。研究顯示，以一杯全脂牛奶，加上一百卡路里的新鮮水果當點心，可以達到最好的效果。

嚴格地說，典型的美式食物並不理想。早餐吃太多糖，刺激胰島素分泌過多，午餐多半是聊備一格；點心也都是咖啡、碳酸飲料或糖果；在晚餐之前，無法產生一天所需的能量。雖然在晚餐時吃豐富蛋白質的食物，但是效果不彰。一天下來可能累積過度的疲勞與倦怠，必須藉咖啡或酒精勉強打起精神。但晚餐吃了太多的食物，容易昏昏欲睡，有些人坐在客廳裡就打起盹來，毫無生活情趣；參加社交活動時，也多半漫不經心，言語無味。到了就寢時間，食物多半已經消化，加上有害的酮體排除，產生能量，卻只能倒頭呼呼大睡。

吃高蛋白質的早餐其實不是什麼新聞。在我年幼時，住在印地安那州的農場，早餐常吃熱麥片粥、牛肉、火腿或蛋、香腸或炸雞加上肉汁，桌上還有一大罐牛奶。在英國的小說中也常見自助式早餐，有魚、肉、蛋、熱麥片粥及起司等。一位最近剛從斯堪地那維亞半島回來的朋友說，一份瑞典式的早餐，包括魚類、起司和肉等約三十種菜餚。總之，早餐要重質不重量。

血糖低的害處

有些人說早上根本不餓，這表示你前一天晚上吃得太多了；血糖要降到約七十毫克，此時才會有飢餓的感覺，一般的美式晚餐後十二小時內，血糖通常維持在九十五毫克以上。為了維持充足體力，最有效的方法是下午吃些點心。晚餐應該精簡而營養豐富：美味的湯或生菜沙拉，加上肉類、低澱粉蔬菜、牛奶、奶油、優格及水果。如果午後的點心已經足夠，則不要再吃馬鈴薯或濃湯。

準備這種晚餐輕而易舉，無需在廚房裡大費周章，也不會影響隔日早餐的食慾。有人反對精簡的晚餐，是擔心家人在早晨及中午都沒有時間好好吃飯，晚上為何不能隨心所欲大吃一頓？其實，三餐都應該簡單、吃得飽而且吃得愉快。在飢餓時，隨時抽空吃一些點心。我們經常見到面色紅潤、精力充沛的人，他們都是喜歡高蛋白質的營養早餐。

在美國，有很多問題都可以歸因於不當的飲食習慣。例如，有三分之一的美國人過於肥胖，不吃早餐是主要原因；百分之九十以上有蛀牙，則是因為吃太多甜食。如果血糖濃度穩定，則嗜吃甜食的情形就可以改善。

一般人普遍都有倦怠、暴躁易怒、甚至思緒混亂的情形：學生反應遲鈍，浪費教育經費；政治或公眾人物、甚至個人的日常生活，常因思緒混沌不清而作成錯誤決策；許多車禍都是因為肇事者血糖過低、思緒混亂、反應遲鈍而發生；咖啡、煙酒過於氾濫，也是因為血糖過低，想要藉由這些物品來刺激腎上腺分泌荷爾蒙，促使血糖升高，但是很快又會受到胰島素的抑制而再度降低。血糖太低，使人暴躁易怒，甚至會間接導致人際關係甚至婚姻破裂的悲劇。

血糖過低時，也容易感染病毒，罹患疾病。在炎熱的夏天，食慾不振，會減少蛋白質的攝取量，而增加對甜食的需求，如加糖的冷飲及冰淇淋；運動量增加，如游泳等，將糖分消耗殆盡，因此天氣炎熱時容易疲勞，脾氣暴躁。

血糖極低的人容易昏倒。有一位女士告訴我，她每次上街購物時，幾乎都會昏倒。我分析她的飲食，原來她習慣吃高碳水化合物飲食，平時不吃早餐，肚子餓時只吃一些糖果，出門不到一個小時就昏倒了。

另外一個例子是一位學生，因為情緒煩躁而吃不下任何東西，有一段期間，由於在一天之中昏倒的次數太多，不得不休學。還有一位火車司機，他三餐所吃的食物幾乎都是碳水化合物，時常在工作中昏倒，因為怕發生意外，只好請病假。時常昏倒的人，可以從心跳的情況預知，有些駕車的人發覺情況不對，會立刻將車停靠路邊。然而，我的忠告是，如果你珍惜生命，在血糖過低時，不應該開車，否則就和酒後駕車一樣危險。

虛弱或暈眩，雙腿發軟或是昏倒時，常會使心跳加劇，這些症狀常使許多人誤以為罹患心臟病。幾個月前，分別有四個人因為「心臟的毛病」來諮詢我的建議，其中三個人經常在傍晚發作。有一個整天打獵，時常忘記吃飯；另外一個人經營停車場，常常沒吃早餐就匆匆趕去上班，中午又因為工作忙碌，沒有時間吃午餐；第三個人在森林中度假，他喜歡在早餐之前散步或是爬山，也曾經整天都不吃東西；第四個正在嚴格節食，他的心臟毛病通常在清晨三點到七點之間發作。

醫師找不出這些人的毛病，當我初次見到他們時，每個人都憂心忡忡，非常擔心自己身體狀況，家人也都為他們的心臟毛病而憂慮不已。當然一個人出現這些症狀，應該立刻到醫院檢查。但如果醫師檢查不出任何心臟的毛病，就有必要分析血糖的濃度。

只要腎上腺分泌健康，避免喝咖啡，少量多餐高蛋白質食物，不吃精製食品，血糖過低的情形可以立即獲得改善。若缺乏維生素B群中的泛酸，或因為長期的壓力，使腎上腺功能失常，無法分泌將體內的澱粉（肝醣）轉變為糖所需的荷爾蒙，就必須妥善調養，使腎上腺的功能恢復正常後，才能維持正常的血糖濃度。此外，細胞中鉀元素含量過低，會阻礙肝醣的形成，造成慢性血糖過低。

血糖極低的人，會暴躁易怒、神經緊張、消沉沮喪，並且有暴力傾向、仇恨、痛苦等心理，也特別想吃甜食。若未立即補充營養，可能會因一時衝動犯下無法彌補的錯誤，例如傷害他人或自己等。美式食物對健康的確存在許多方面的隱憂。

妥善的食物調理與攝取，可以使我們在清醒的每一分鐘裡，都能夠維持旺盛的精力。例如，在工作之前，應該吃蛋白質含量豐富的食物。一般的飲食原則應該如此：早餐吃得像國王，午餐像王子，晚餐則像貧民。

3 蛋白質：構成人體的主要成分

蛋白質對健康的影響

人體的大部份是由蛋白質所構成，皮膚、肌肉、內臟、毛髮、指甲、腦，甚至骨骼等，都是由蛋白質所構成。蛋白質充足，才能維持細胞正常的功能與新陳代謝。因為人體的肌肉組織中，蛋白質的含量最高，因此只要照照鏡子，都可以看出自己所攝取的蛋白質是否足夠。

強壯而營養充足的肌肉，自然會使身體挺拔健壯。如果肌肉得不到所需的養分，便會失去彈性，像壞掉的鬆緊帶一樣鬆垮垮的，姿勢也會不好看。一個要求孩子站有站相、坐有坐相的母親，等於是承認自己對食物的疏忽。一個健康的人，不須費力即可抬頭挺胸，雙肩自然下垂，小腹微縮，脊椎自然向前彎曲，步伐穩健而有節奏。

不可思議的是，即使姿勢不良，在短期間內即可加以矯正。不久前我為一位六十八歲的老太太設計營養食譜，幾個星期後，她告訴我，活了一輩子，第一次能輕輕鬆鬆抬頭挺胸。年輕時，她的肩膀老是下垂，穿衣需要仰賴墊肩；肩膀必須刻意地用力，才不會彎腰駝背。另一個案例是一個三歲的男孩，他的胸部凹陷、腹部鼓起、腳底平坦；三個月後，這個孩子已經抬頭挺胸，腳底也形成優美的弧形，他的姿勢正確、腳步也穩健多了。這些病例都是因為缺乏蛋白質所致。

毛髮與指甲也是由蛋白質所構成，因此需要充分的營養用以維持健康。毛髮沒有光澤、缺乏彈性甚至斷裂，可以補充適度的蛋白質，在幾個星期內即可恢復健康。

攝取充足的蛋白質，會持續產生能量，可以使精力旺盛，心情愉快。疲勞的主要原因除了血糖過低，還有缺乏蛋白質所造成的許多因素，如血壓過低、貧血、身體功能障礙、無法產生酵素將食物分解為能量等，這些都無法在短期間內獲得改善。

血壓是指血液對血管壁的壓力。血管壁的組織必須堅韌，才能維持正常的血壓。如果血管壁變得脆弱或鬆弛，會使血管徑擴大；由於血液流量是一定的，因此血壓相對降低，使得紅血球輸送養分的功能減弱，細胞得不到充足的養分，就會產生疲倦感。

血壓過低的人，即使在夜晚獲得充分的休息，早晨醒來仍然會疲倦、暴躁易怒，必須喝濃咖啡刺激血壓。但經過適當的飲食調養，低血壓通常可以在一到三個星期之內恢復正常。

另一個容易疲勞的原因是貧血，亦即紅血球不足，較常發生於女性和兒童。紅血球的成分幾乎完全是蛋白質，只要蛋白質攝取量稍微不足，就容易發生貧血。

能量是由酵素輔助所產生，酵素主要也是由蛋白質所構成的有機物質。維生素的重要性，在於能形成某些酵素。缺乏蛋白質時，無法形成充足的酵素，會導致身體許多功能失調，疲勞即為其中之一。

蛋白質與抗體

飲食中蛋白質的攝取量充足時，可以增加抵抗力。人體有各種抵抗疾病的機制，其中抗體及白血球與蛋白質的攝取特別有關。在正常狀態下，肝臟會製造球蛋白或抗體，這些是保衛健康的戰士，能吞噬各種細菌、細菌性毒素及病毒，使其變為無害。研究顯示，經常受到各種細菌及濾過性病毒感染的人，血液中球蛋白的含量均偏低。

近幾年來，醫學界開始從健康人體血漿中抽取免疫球蛋白，再注射到營養不良的人身上。這種治療方式已經被應用於免疫相關疾病。但只要營養充足，身體即可以自行製造所需的抗體，這種簡單的常識卻不普遍。研究顯示，如果改善飲食，攝取豐富的蛋白質，在一個星期之內，人體所產生抗體量，可以增加一百倍。

人體另外一種神奇的保衛機制，是產生吞噬細菌的白血球。白血球在血液及淋巴中流動，有些則固定在血管壁及肺泡中，或是人體的其他組織，發揮保衛功能。當細菌侵入人體，白血球會自動包圍敵人，將其吞噬和消化。這些寶貴的白血球就和抗體一樣，都是由蛋白質組成，而高品質蛋白質則由食物中攝取而得。

蛋白質維持消化系統正常

充足的蛋白質也有助於維持正常的消化功能。因為分解食物的酵素是由蛋白質所構成，可以將食物分解為微小的粒子，使其溶解於水中，再進入血液之中。飲食中蛋白質的攝取充足時，胃壁、小腸及胰臟，就能源源不斷分泌足夠的酵素。胃腸的功能健全，就能正常蠕動，使食物與消化液及酵素混合，食物消化完全後，養分為小腸壁所吸收，再進入血液之中。

此外，整個消化系統必須在正常的位置，才能有效地發揮功能。當蛋白質攝取不足時，消化壁及韌帶鬆弛，某些內臟器官的位置會改變，例如胃下垂、腸子在骨盆內糾結、子宮或膀胱傾斜及其他內臟移位等。

由於缺乏蛋白質，鬆弛的小腸壁肌肉無法正常吸收養分，許多消化不完全的食物累積在大腸裡，孳生無數的腐化細菌，形成脹氣；鬆弛的肌肉無力將體內的廢物推出體外，也容易形成便祕，必須依賴藥物治療，如服用瀉藥等，迫使食物加速排出體外；食物中的蛋白質來不及被吸收，或是灌腸劑殘留在體內，也會使腸壁肌肉受損。要恢復正常的消化功能，根本之道，是攝取充足的蛋白質。

蛋白質能中和酸性或鹼性物質，防止體液變得過酸或過鹼；它也是大部份荷爾蒙的基本組成物質，並且有助於血液的凝結。蛋白質的功能不勝枚舉，是維繫生命不可或缺的重要物質。

蛋白質對於人體功能的正常運作，還有一個特別重要的功能。肝臟所合成的白蛋白，有助於尿液的形成。當血液運行到微血管中，血壓的力量將血漿推入組織裡，血液再度回收時，蛋白質中的白蛋白會將細胞中的液體，其中有溶解的廢物、尿素、尿酸、二氧化碳及壞死的組織等，帶回腎臟及肺部加以處理。

補充蛋白質可消除水腫

如果營養不足，無法形成足夠的白蛋白，組織中的廢物即無法完全排出。日積月累，長時間的蛋白質缺乏，將使體內累積水分。有些人以為自己體重過重，而開始節食，結果更減少蛋白質的攝取量，造成惡性循環。蛋白質嚴重缺乏時，組織會明顯腫大，使整個身體水腫。傍晚時腳踝腫得特別厲害，早晨臉部及雙手則有明顯的浮腫，眼瞼也出現鬆弛。

這些情形在各種年齡層都很普遍。例如，許多減肥食譜中，蛋白質的含量都相當高，雖然一個人每天只攝取一千卡路里的熱量，在第一週即減輕兩三公斤不足為奇；其中一公斤可能是脂肪，其餘則為原先飲食不當而累積在體內的水分。不久前我為一位年輕女性設計一份減肥食譜，她在第一週即減輕八公斤。另外有兩位腿部嚴重水腫的女士，在無需節食的情形下，兩個月之內分別減輕八到十一公斤。

不幸的是，人們常誤以為組織中累積過多的水分，使體型圓胖，是健康的象徵，尤其是胖嘟嘟的孩子更討人喜歡。研究顯示，罹患肺炎及其他疾病的孩子，血液中的蛋白質，如白蛋白和球蛋白或抗體等含量都較低，並且在發病之前就已經偏低。因為痢疾或其他傳染病住院的兒童，大都有些水腫而顯得肥胖。在改吃高蛋白飲食後，使尿液功能恢復正常，體形也消瘦很多。

我相信人們一旦了解蛋白質對於維持健康的重要性，就會謹慎地選擇蛋白質含量豐富的食物，以促進身體的健康。

4 永保青春的秘訣

胺基酸與健康

人體各組織都能充分地吸收並利用食物，自然就能常保健康和年輕；相反的，營養不良則會日漸衰老。因為身體大部份是由蛋白質所組成，如果蛋白質攝取不足，便會加速老化。

動物的身體如同人類一樣，大部份是由蛋白質所構成，肉、魚及家禽類等，都是最好的食物來源；蛋類、奶類、優格、奶粉、起司、大豆及酵母粉、堅果、四季豆、豌豆及穀類等，也是良好的食物。植物能夠自行合成蛋白質，人類則不能，因為有些物質人體無法自行製造。

蛋白質是由胺基酸組成，含有其他食物所缺乏的氮。目前已知有二十二種不同的胺基酸；就像是由二十六個英文字母可以組合成無數個單字一樣，胺基酸的組成不同，就能組成各種不同的蛋白質。牛奶與豆類中所含的蛋白質不同，人體各部份的蛋白質，也因組成胺基酸的不同，而有所差別。每種蛋白質可能包含數千個單一胺基酸，複雜的組合真是不可思議。

當我們吃下蛋白質時，身體會將它們分解成胺基酸，經由血液送到全身的組織。細胞各自選擇所需的胺基酸，以便製造新的生命組織，例如抗體、荷爾蒙、酵素及血球等。

細胞中的蛋白質不斷為酵素所分解，因此要維持健康，必須有足夠的胺基酸加以補充。人體的廢物經由腎臟過濾處理，由於只有蛋白質會產生氮，從尿液中檢測氮的含量，就可以知道組織中代謝的胺基酸含量。如果飲食合宜，細胞在酵素的作用下，會將新鮮的胺基酸合成蛋白質。因此，人體從出生到死亡，食物中的蛋白質都是不可或缺的。只要飲食均衡，胺基酸供應充足，就可以常保健康。

蛋白質的攝取量超過身體所需時，肝臟會回收血液中的胺基酸，暫時儲存起來。等細胞需使用到胺基酸時，再將儲存的蛋白質分解。只要飲食適當，血液中的胺基酸會維持一定的數量。如果忽視健康，飲食中蛋白質嚴重缺乏，儲存的蛋白質便會很快消耗殆盡；比較不重要的身體組織會自行分解，釋出維持生命功能所需的胺基酸。日復一日，年復一年，身體便會逐漸老化，不自覺的功能失調逐漸產生，血液中的蛋白質、荷爾蒙、酵素及抗體的數量不足，肌肉失去光澤，皺紋顯現，就真的老態畢露了。

另一種情況從前比較不常見，但近來變得較多，那就是蛋白質攝取過量的情形。當人體儲存的空間佔滿後，多餘的蛋白質會被轉化為葡萄糖及脂肪，氮部份經由尿液排出，糖及脂肪可能立即轉化為能量，也可能以脂肪的形式儲存在人體中。當其他食物攝取量過少，卡路里不足時，蛋白質也可以用來產生能量，這種情形比較少發生，理由很簡單，因為古早以前含蛋白質的食物較為昂貴，吃過量的情形較為少見，不過現在食物充足，則時有耳聞。

胺基酸的種類

人體二十二種必需胺基酸中，大多是用來組成人體中的各種組織。但是，細胞可以經由糖及脂肪混合經消化分解的蛋白質所釋出的氮，自行製造其中的十四種，其餘的八種必需胺基酸，無法自行製造，必須從食物中攝取。

醫學界已開始將單種胺基酸應用於某些疾病的治療。其中人體無法自行製造的八種胺基酸是——色胺酸（Tryptophan）、離胺酸（Lysine）、甲硫胺酸（Methionine），苯丙胺酸（Phenylalanine）、蘇胺酸（Threonine）、纈胺酸（Valine）、白胺酸（Leucine）及異白胺酸（Isoleucine）。另外，通常兒童無法製造足夠成長所需的組胺酸（Histidine）及精胺酸（Arginine），尤其在受到壓力時，因此這兩種胺基酸對兒童特別重要。

人體能自行製造的十二種胺基酸為——甘胺酸（Glycine）、丙胺酸（Alanine）、麩胺酸（Glutamic acid）、脯胺酸（Proline）、羥脯胺酸（Hydroxyproline）、天門冬胺酸（Aspartic acid）、絲胺酸（Serine）、酪胺酸（Tyrosine）、胱胺酸（Cystine）、羥麩胺酸（Hydroxyglutamic acid）、正白胺酸（Norleucine）及二碘酪胺酸（Di-iodo-tyrosine）。

所有蛋白質食物的價值，均視其中胺基酸的含量而定。含有豐富的八種必需胺基酸的蛋白質，稱為完全蛋白質。人們只要單獨攝取某種含全蛋白質的食物，例如牛奶，便足以維持健康。缺乏某種必需胺基酸或含量過低的蛋白質，即稱為不完全蛋白質。

含豐富必需胺基酸的食物，如蛋黃、奶類、動物內臟等，稱為高品質蛋白質食物。肉類中的蛋白質，不論料理方式如何，雖然也是完全蛋白質，但其中某些胺基酸的含量，比內臟的含量為低。而動物性蛋白質，例如肉類、魚類、牛奶及起司等，其中必需胺基酸含量，比植物性蛋白質豐富，所以營養價值也比植物性蛋白質較高。但在動物性蛋白質中，蛋白及動物明膠中所含的必需胺基酸量較低。

酵母、某些堅果、黃豆、穀類胚芽等含完全蛋白質。豌豆、扁豆及其他豆類、去掉胚芽的米及麥類，某些必需胺基酸的含量較少，因此都是不完全蛋白質，單吃無法維持人體的健康。有很多介於完全及不完全之間的蛋白質，例如，花生中所含的蛋白質，可以促進生長和維持健康，卻無法維持正常生殖功能。此外，堅果經燒烤後，所含的離胺酸有害人體；牛奶經加熱或乾燥後，其完全蛋白質將轉變為不完全。

如果在一餐中吃兩種以上的不完全蛋白質，即可以互相截長補短，對健康仍有幫助。例如，大多數的穀類食品缺乏離胺酸及蘇胺酸，豆類缺乏甲硫胺酸，但可補其不足，豆類與全麥麵包同時吃，即可互補，人體便可將兩者合併成完全蛋白質。

根據堪薩斯州大學佳能博士（Dr. Paul R. Cannon）的研究，不完全蛋白質攝取的時間，若相隔超過一個小時以上，人體即無法再加以合併。以前的觀念是，早餐中所吃的麥片及吐司，經過消化後所產生的胺基酸，會游離等待至下一餐，與其他的胺基酸合併。最近的研究結果顯示，肝臟的選擇標準非常嚴格，只儲存完全蛋白質。因為含蛋白質的食物較為昂貴，因此每一餐都應該攝取由不同種類胺基酸組成的蛋白質，如此才能避免浪費。

有很多臨床與動物的實驗，探討某種胺基酸缺乏時，所引起的疾病症狀。例如，當動物或嬰幼兒的飲食中，缺乏色胺酸、甲硫胺酸或異白胺酸時，肝臟無法產生白蛋白及球蛋白（抗體），尿液無法正常形成，容易引起水腫或感染其他疾病。飲食中缺乏甲硫胺酸的兒童，容易引發慢性風濕熱，孕婦則經常出現妊娠毒血症。

在動物實驗中，缺乏色胺酸或甲硫胺酸時，會造成脫毛；缺少組胺酸、苯丙胺酸或其他胺基酸時，會形成兩眼充血或白內障。缺乏精胺酸會造成不孕，或使男性的精液減少，或活動力降低；缺乏色胺酸，會使男性的睪丸退化（萎縮），使女性失去青春。缺乏甲硫胺酸時，人體及動物的肝臟中均會累積脂肪。至於更多胺基酸對於維持人體健康的功能，則有待將來的研究。目前已知的是，所有的胺基酸須合併使用，單獨攝取其中一、兩種，想要維持健康是不夠的。

蛋白質的需要量

蛋白質的攝取量（或其中所含的胺基酸量）是以克為單位，必須質量並重，才能維護健康；然而它卻是經常受到忽視，以致對健康造成損害。在許多研究報告中，調查過數千名具有充足經濟能力、可自由選擇食物的人，其中百分之六十蛋白質的攝取量嚴重不足；而由於完全蛋白質的食物過於昂貴，低收入者幾乎都有缺乏蛋白質的情形。實際上，即使在有限的預算之下，只要量入為出，仍然不虞匱乏。我認為每個人必須清楚瞭解自身蛋白質的需要量，及一般食物中蛋白質的含量，才能在短時間之內，計算出每日蛋白質的需求量。美國食品和藥物管理局所建議的每日蛋白質需要量如附表：（計量單位為克）

兒童				成人	
十二歲以下	蛋白質需求量	十二歲以上	蛋白質需求量	分類	蛋白質需求量
一—三歲	四十	男孩 十三—十五歲	八十五	男性	七十
四—六歲	五十	男孩 十六—二十歲	一〇〇	女性	六十
七—九歲	六十	女孩 十三—十五歲	八十	孕婦	八十五
十—十二歲	七十	女孩 十六—二十歲	七十五	哺乳產婦	一〇〇

美國食品和藥物管理局希望為人民，包括數百萬的低收入家庭，提供一套實際的參考標準，但這些數字一般而言是偏低的。如果你希望能常保青春、活力，蛋白質的攝取量應該高於上述的標準。如果你的飲食中，蛋白質不足已經有一段時間，不妨每日攝取一五〇克蛋白質，持續一個月以上，會有顯著的效果。在疾病的復原期間，也需要如此大量的蛋白質。

從附表中可以約略計算出自己的日常飲食中，每日的蛋白質需求量。

蛋白質食物的含量

很多食物雖然含有蛋白質，但因其質與量均不足，所以未列入表中。例如，動物膠質食物中，有兩種必需胺基酸的含量不足，其他三種幾乎完全缺乏，所以幾乎沒有蛋白質的價值。同樣的，許多蔬菜中大多含不完全蛋白質，也未列入表中。去掉胚芽的麥片，不但缺乏離胺酸及蘇胺酸，甚至不含蛋白質；每杯精碾的米或麥片，只能提供澱粉，其中蛋白質的含量非常低。麥片粥中大多是會立即轉化為糖的澱粉，兒童吃這類食物，就像吃糖一樣。

人們必須熟悉如何計算日常飲食中蛋白質的含量，並能夠區分完全及不完全蛋白質，才不會高估飲食中所含的營養。許多人認為早餐吃一顆蛋，晚餐吃一片肉，所攝取的蛋白質即已足夠，但是他們所攝取的蛋白質可能不到二十六克，實際的需求量則可能要多好幾倍。

食物中蛋白質的含量如下：

蛋白質來源	份量	蛋白質成分	蛋白質含量（公克）
全麥麵粉	一杯	不完全	八—十二
白麵粉	一杯	不完全	六—十
小麥胚芽	半杯	完全	二十四
酵母粉	半杯	完全	五十
脫脂奶粉，即溶	三分之二杯	完全	十八
非即溶	三分之二杯	完全	三十五
蛋	一個	完全	六
牛奶，全脂或脫脂	一夸脫	完全	三十二—三十五
美國或瑞士起司	兩片	完全	十—十二
優格	半杯	完全	二十
花生醬	兩匙	不完全	九
麥片粥	四分之三杯	不完全	十—十八
扁豆或青豆	一杯	不完全	六—十八
通心粉、麵條、米飯	一杯	不完全	三—四

蛋白質來源	份量	蛋白質成分	蛋白質含量（公克）
燻肉或培根	一片	不完全	二
堅果	半杯	完全	十四—二十四
肉、魚、雞鴨	四分之一磅	完全	十八—二十二
排骨或帶骨的肉類	四分之一磅	完全	十五—十八

因為一公升牛奶能供應三十二公克到三十五公克的蛋白質，一個人每天喝一公升牛奶，即足夠所需的蛋白質；不喝牛奶的人，幾乎都缺乏蛋白質。

一個不吃牛奶、起司或雞蛋，或無法取得這些食物的人，很難獲得足夠的蛋白質。如果改吃小麥胚芽、黃豆、酵母及堅果，其中的完全蛋白質也能產生足夠的必需胺基酸。世界上很多一流的運動員及學者都是素食者，但素食者的營養成分需謹慎調配，才能維持健康。

在所有可得到蛋白質的食物中，含量多而且價廉的是酵母粉、脫脂奶粉、小麥胚芽、黃豆粉等。即使在極有限的預算中，仍然可以取得這些食物，用來取代其他蛋白質含量過低的食物。

蛋白質攝取量過少，是一種危險，攝取量過高則是浪費，攝取適量的蛋白質，才能常保健康與青春。

5　不可忽略的脂肪

脂肪與維生素同樣重要

食物中每一種營養都同樣重要，缺一不可。缺乏脂肪，和缺乏其他任何一種營養一樣，都會造成身體的不適。

脂肪的基本功能是提供熱量，脂肪是構成細胞的要素。神經及腦細胞需要大量的脂肪及類脂肪物質；例如腎上腺皮質素及性荷爾蒙，都是由特殊的脂肪所組成。脂肪對健康也非常重要，因為腸道的益菌，需要脂肪才能繁殖；各種脂肪均可產生熱量，但只有某些種類脂肪才能執行上述特殊的任務。

脂肪經過消化，分解成甘油及各種脂肪酸。每一種脂肪酸都不相同，各有不同的名稱。科學家已經進行個別的研究。即使完全不吸收脂肪，人體也可以利用醣類自行製造大部份的脂肪酸。但唯有三種脂肪酸是人體無法製造的，即維繫生命所必需的亞麻油酸（Linoleic acid），可由亞麻油酸合成的花生四烯酸（Arachidonic acid），及有助於生長的亞麻脂酸（Linolenic acid）；這三種稱為必需脂肪酸。

健康的人體與動物體內均含大量的亞麻油酸。動物的飲食中若缺乏亞麻油酸，即使血液中的含量偏低，亦無法自人體組織中回收，嚴重缺乏時，可能會對生命造成威脅。

人體需要亞麻油酸或花生四烯酸，才能分泌性荷爾蒙與腎上腺素，繁殖腸道益菌，並構成每一個細胞結構中含有脂肪的部分。

主要的脂肪酸來自天然植物油。玉米、黃豆、棉籽油中，含有百分之三十五到七十的亞麻油酸，紅花籽油中的含量則有百分之八十五到九十。人造奶油（乳瑪琳）、氫化烹飪用油、動物性脂肪，如奶油、牛油、魚肝油、肥肉及蛋黃油等，含量極少。

豬油是亞麻油酸來源最豐富的動物性脂肪，佔約百分之五到十一。因為許多植物油都經過人工精煉，動物性油脂僅含少量不飽和脂肪酸，所以，最可靠的來源是沙拉油（Salad oil）及美乃滋、堅果，及未經氫化處理的堅果油。酪梨、杏仁及橄欖油僅含少量的亞麻油酸，椰子油及棕櫚油則不含亞麻油酸。

脂肪酸像鏈條一樣有長有短，同時也像手鏈一樣，有一些鏈可以連結美麗的裝飾物。脂肪酸的鏈可與其他物質連結，如果接上氧氣，便會開始腐爛；接上氫氣，則使脂肪凝固。身體必須補充這些連結未填滿的脂肪酸，才能與其他營養素的不飽和脂肪酸連結，幫助營養素的輸送，用以維持細胞的結構。

當人體吸收過量的糖及澱粉時，多餘的糖及澱粉便立即轉化為脂肪加以儲存，使得其中的脂肪酸無法再連結其他養分。這些鏈條會變成紮實的脂肪，使人發胖，卻無法生成必需脂肪酸。因為醣類在人體中可以轉化為脂肪，但脂肪卻無法還原為醣類。

根據明尼蘇達大學生化系前主任喬治・拜爾博士（Dr. George O. Burr）的實驗，缺乏必需脂肪酸的老鼠，體內常積存過量的水，排不出去，因此毛髮變得非常乾燥而稀少，皮膚表皮變厚、乾燥、脫皮並且產生皮屑，尤其臉部特別明顯。雌鼠的卵巢則會受到損害而無法排卵，繁殖、哺乳均受到影響；雄鼠性功能退化，拒絕交配，所有老鼠都罹患濕疹。實驗中的幼鼠，成長速度明顯減慢。食物中缺乏脂肪的老鼠，壽命減短，經解剖證實，每一隻老鼠的腎臟均受到損害。

由於以人體所作的這類臨床實驗非常少，拜爾博士及助理親身拿自己作實驗，在飲食中持續缺乏必需脂肪酸，結果均引起濕疹。許多醫師也有報告指出，低脂飲食會引起濕疹情形，但經過補充植物油，這些皮膚異常症狀立即消失。他們並發現，患有濕疹的病患，血液中的必需脂肪酸含量均偏低。

我認為，人體缺乏脂肪酸的情形其實並不少見。例如，嬰幼兒通常要等到吃固體食物時，才會開始攝取。有一個十八個月大的男孩，父親是全美足球隊員，非常希望自己的兒子也能成為傑出的運動員。然而，這個可憐的孩子長得比大多數同年齡的孩子瘦小，而且從出生第三週開始，即出現嚴重的濕疹。幼兒的精神無精打采，反應遲鈍，醫師診斷是過敏，他的父母花費了數千美元的醫藥費，卻沒有效果。

與孩子的母親談了幾分鐘後，我把男孩放在椅子上，餵他一湯匙大豆油。吃了第一口後，他的精神好多了。他靠近盤子，嘴巴張得很大，稍微耽擱，他就大聲吵著還要吃。吃了七、八口以後，他的母親擔心吃太多大豆油會不舒服，因此不讓他再吃下去。

我建議他的母親，如果孩子還要吃，而且沒有不舒服，每個小時可以餵他吃幾口油。三天後，濕疹消失了，一個星期以後，他的皮膚變得健康紅潤多了。他的骨骼發育得特別良好，肌肉開始生長，身高和體重也達到正常的水準。孩子的父親對我簡直感激涕零。

我懷疑出生不久的嬰兒就罹患濕疹，是由於母親不知道亞麻油酸的重要性，在懷孕期間沒有攝取足夠脂肪的緣故。

亞麻油酸已經證實能預防及治療缺乏維生素B群所引起的濕疹。原因可能是這種脂肪酸能刺激腸道製造維生素B的細菌生長。甚至與前述的頑強濕疹類似的乾癬，只要在飲食中加入充足的沙拉油及卵磷脂，也能很快痊癒。

從我所接觸的病例中，我認為缺乏必需脂肪酸的情形非常普遍。我看過很多人不肯吃含脂肪的食物，而出現像動物實驗中缺乏亞麻油酸時的症狀。許多肥胖者的飲食中雖然含足夠的蛋白質，然而他們的腳踝、雙腿，甚至臀部依然會有濕疹的現象；在飲食中加入沙拉油後，體重立即減輕。

一些飲食還算均衡，只有脂肪攝取不足的人，在改善後，性慾增加，月經失調及不孕的情形也消失了。有一位模特兒，因為工作需要必須維持優美的身段，極力避免油脂類食物；多年以來她非常想要孩子，都無法如願；在飲食中加入適度的油脂後，便順利地懷孕。多年來我的見證，唯一重大的改變，只是在飲食中額外加入植物油，就能使乾燥無光澤的髮質變得健康亮麗；粗糙脫皮的皮膚也變得柔軟細緻。

如果你希望寵物長得漂亮可愛，記得別忘了額外補充植物油。

肥胖的原因並非全由多吃脂肪所致

造成肥胖的原因有三種，脂肪攝取量過低，可能是其中最主要的原因。有很多看起來肥胖的人，其實只是體內累積過多的水分，在食物中加入適量的油脂，便能除去累積的水分，使體重減輕。

其次，當必需脂肪酸缺乏時，呼吸速率會增加，使人體中醣類轉化為脂肪的速率增加。布洛爾博士（Dr. Bloor）指出，這種情形是因為身體想要迅速製造出缺乏的養分，這種迅速的轉換，使血糖急遽降低，必須吃更多的食物來補充，導致飲食過量而造成肥胖。

此外，脂肪比其他任何食物都容易產生飽足感。如果你不願意一餐吃一百卡路里的脂肪，而改吃澱粉或糖，可能反而在不自覺中吃下五百卡路里，因為你無法抗拒它們，多餘的體重就產生了。

必須有定量的脂肪，才能刺激膽汁及脂肪分解酵素解脂酶的分泌。必須要有脂肪進入腸道，膽囊才會開始快速作用。若沒有脂肪，膽汁分泌過少，存留在膽囊之中，可能會引起膽結石。如果飲食中長期缺乏脂肪，最後會使膽囊產生皺褶或萎縮。

缺乏脂肪及膽汁，人體自然產生的維生素Ａ、Ｄ、Ｅ、Ｋ無法為腸壁所吸收而進入血液之中。這些維生素不足的原因，可能是飲食中脂肪攝取不足，或是膽汁無法進入腸道。

脂肪酸必須先與膽汁鹽混合，才能進入血液，送入腸壁，再與甘油混合形成中性的脂肪微粒，由血液及淋巴液加以輸送。身體的每一個細胞，吸收各自所需的脂肪酸進行代謝作用，並且立即利用脂肪產生能量。有些脂肪留在肝臟之中，稍後再回到血液中，作為能量的來源，剩餘的脂肪則儲存在你最不想要的地方。

體內儲存少量的脂肪是有利的。腎臟周圍的脂肪有支撐的作用；皮膚下面有一層薄薄的脂肪，可以保護肌肉及神經，並且有助保持身體的溫度。儲存的脂肪在罹患疾病或食物不足時，可以提供能量。脂肪累積過量則不受歡迎。

礦物油會用來油炸、製作沙拉醬，或是作為瀉劑。因為礦物油無法為人體所消化吸收，所以不能算是食物。研究顯示，仍然有百分之六十的礦物油，會透過食物等經由腸道進入血液。當礦物油流經全身時，體內血液所含的維生素A、D、E、K會被礦物油所吸收，隨著糞便排出體外，導致這幾種維生素流失。

礦物油的危害人體已經得到證實，各類醫學刊物也一再警告醫師不可推薦給病患，但很多人仍然用它作為瀉劑或護膚產品。我認為嬰兒油、冷霜及其他化妝品，都不可含有礦物油的成分。

未經精煉的植物油，含有維生素E，而動物性脂肪，如牛油、奶油、蛋黃等，則含有維生素A及D。但是動物性脂肪中也含有膽固醇。肝臟也可以製造膽固醇，研究顯示，日常飲食中，每天會由動物性脂肪攝取大約八百毫克的膽固醇，一個正常成年人的肝臟，每天可以自行製造三千毫克以上的膽固醇。

膽固醇是形成維生素D、性荷爾蒙、腎上腺荷爾蒙及膽汁鹽的基本要素。膽固醇集中在人體重要的器官組織，例如大腦及神經等，顯示它對於人體的健康極具價值，但確實的功能仍然有待研究。

脂肪的另一個同類者是卵磷脂（Lecithin），包含在天然的油類、蛋黃、肝臟及腦脂肪中。卵磷脂是膽鹼及肌醇兩種維生素B的最佳來源。脂肪攝取愈多時，這兩種維生素的需要量也相對增加。若膽鹼、肌醇及必需脂肪酸的供應無虞，腸壁可以自行製造卵磷脂。

卵磷脂是一種均質化物質，能將脂肪及膽固醇分解成微小的粒子，進入細胞之中。冠狀動脈栓塞，已經證實與亞麻油酸及膽鹼、肌醇兩種維生素缺乏有關，也可能是缺乏卵磷脂。如果身體所吸收的營養，能夠供應正常製造卵磷脂所需，便能將附著在動脈血管內壁較大的膽固醇顆粒分解成微小的粒子，不會造成血管硬化。但油脂經過精煉或氫化處理後，卵磷脂即被排除。

選擇何種油類最好？

未經精煉的植物油中所含的維生素E，具有抗氧化及防酸敗的作用。食物中添加維生素E可以防止胡蘿蔔素及維生素A、D、K因氧化而遭到破壞。在人體中也可以防止腎上腺及性荷爾蒙氧化而損壞。不幸的是，維生素E本身極易氧化，因此，在油脂精煉或氫化後，維生素E即蕩然無存。

若吃下酸敗的脂肪，將導致人體維生素嚴重缺乏。食物、腸或血液中的酸敗油脂，會迅速摧毀維生素E，同理，維生素A、K、B群也可能消失。

你可能會認為自己從未吃過任何酸敗的脂肪，但是如果你仔細觀察，會發覺那是多麼稀鬆平常的一件事。我們都曾經懷著略為不安的心情，吃下不太新鮮的火腿、香腸、培根、奶油麵包等食物；母親常在不知不覺中，給孩子吃不新鮮的全麥食品，引起他們的反感，而排斥這類極具營養價值的食物。

酸敗食物的另一個主要來源，是過期的包裝食品。包裝好現成的點心半成品、蛋糕預拌粉、洋芋片、玉米片、爆米花、調味堅果、堅果穀粉等食品，在超級市場裡存放過久，也容易酸敗。在公共場所現做現賣的堅果及爆米花，雖然熱氣騰騰，看起來很新鮮，但其實原料也可能已經酸敗，都不應該販售。

油脂經過氫化，氫氣進入必需脂肪酸內，破壞其營養價值。這類油脂不會腐敗，但只能供應熱量，沒有什麼營養價值。目前這類油脂變得愈來愈普遍，例如人造奶油（乳瑪琳）、氫化食用油、起司、花生醬、加工嬰兒食品，甚至豬油等。如果你夠幸運，也許可以在某些商店裡，找到以傳統方法製造的花生醬。法式沙拉醬、冷壓油等，似乎是僅存的脂肪酸來源。在某些健康食品商店裡，也可以找到一些未經加熱處理，而仍含有維生素的油品。

奶油（牛油）含有少量的脂肪酸，人造奶油中則添加維生素A，兩者在許多方面的營養價值是相等的。所謂的夏季奶油（夏季時取得牛奶所製造），如果是以未經殺菌的奶油製成，由於牛隻吃的是新鮮的牧草，因此牛油中含有抗硬化因子（Wulzen）的維生素，有助於預防罹患關節僵硬等疾病。

除了各種油脂，許多食物中也含有脂肪，例如起司、蛋黃、培根、酪梨、堅果、花生醬、肉類、魚類及雞鴨等。每個人所需的脂肪總量，隨著個體活動、體型、所處氣候等許多因素而改變。一個注意攝取油脂，體型適中的人，飲食應該算是適當。一個嚴格限制自己不吃脂肪的人，可能導致所攝取的必需脂肪酸太少，則不容易維持健康。

美國人大多食用飽和與精煉的油脂，本世紀以來，份量已經增加兩倍，造成與心臟及肥胖有關的疾病增加。美國男性的平均壽命排名，從一九四九年的世界第十一名，一九六六年降到世界第三十七名（編按：二〇一六年為第三十一名，名次長期介於四十至三十之間，但由於美國為先進發達國家，壽命排行之落後，令人驚訝）。每年因心臟病致死的年齡也逐漸下降。近幾十年來，人們消費大量的漢堡及薯條，這些都是用精煉的油炸，我們已經可以預期，因心臟病死亡的年齡將降低至三十歲，甚至二十歲以下（編按：目前這種情形已屢見不鮮）。

為了維護健康，應該遵守下列一般通則──避免食用氫化油脂，如氫化花生醬、加工起司、凝固的食用油，以及利用氫化食用油所烹調的食品，都可能含有反式脂肪。也要避免食用常溫下會凝固的飽和脂肪，少吃牛肉和豬肉等的動物性脂肪，多吃飽和脂肪含量較低的魚類及家禽類，也不要多吃含椰子油或棕櫚油的食物。每天至少吃一至三湯匙植物油，但必須是未經精煉的油品，最好是冷壓處理的植物油，開封後要放置冰箱冷藏。不要購買也不要食用任何經過加工後不會酸敗的脂肪。任何酸敗油脂，或有油耗味的食品都要丟棄。

6 加糖的食品氾濫問題

食品中處處都有糖

之前我到一家知名的餐廳用餐，菜色非常豐富，包括：生菜沙拉、牛排、馬鈴薯、利馬豆、熱騰騰的比司吉、蜂蜜、咖啡及法式小點心。但生菜沙拉的份量非常少，由於牛排放在吐司麵包上面裝盤，估計實際上頂多只提供十五公克的蛋白質。馬鈴薯、吐司、利馬豆、比司吉、小點心中的澱粉所含的糖已經太多，加上甜點及蜂蜜中的糖，有些人還在咖啡裡另外加糖。我們原本在晚餐後預計還要工作，但這樣的食物吃完，每個人都會沒有精神。我們之中有三個人受過營養的專業訓練，在吃完牛排及沙拉後，對其他食物淺嚐即止，然後又分別叫了一杯牛奶。

美式食物中加了太多糖，對於營養一無所知的人，這是非常危險的。人們在餐廳或家庭中，在餐點與點心時間之間，想要犒賞自己或參加宴席時，不知不覺都會落入糖的陷阱。糖就像水一樣，是人體必需的營養素，但過與不及都會危害健康。由於人們並不了解許多食物中含有大量的糖，有人甚至可能在一天之中吃下兩杯以上的糖，卻仍然認為自己「根本沒有吃糖」。

除了一些明顯加糖的食品，如麥片粥、咖啡、糖果、果醬等，還有水果乾、黑麥汁、可樂、調酒、蛋糕、派、果凍、冰淇淋、布丁、水果罐頭及果汁，甚至一小片餅乾等，也都添加糖類。

糖的來源和種類

我們所吃的食物，幾乎都含有某種形式的天然糖分或醣蛋白。例如，所有水果中都含有果糖、蔗糖和葡萄糖等。蜂蜜及葡萄中，含有大量的果糖和葡萄糖。番薯、新鮮玉米、甜菜根、洋蔥及其他蔬菜中也含有糖分。蜜棗所含的糖高達百分之七十八，葡萄乾含百分之六十四，巧克力含糖百分之五十四，果乾中的糖會附著於牙齒上，比糖果更容易蛀壞牙齒。

葡萄糖及果糖無需經過轉化，可直接進入血液，甚至胃壁會加以吸收。例如，早餐喝的柳橙汁，其中含的糖可以在三到四分鐘之內進入血液。另外還有半乳糖（Galactose）及甘露糖（Mannose），也可以直接進入血液，但這兩種醣類必須先轉化為肝醣，才能產生能量。

最有價值的糖是乳糖，只存在奶類中。與其他種類的糖比較，乳糖消化較慢，有時候並不完全消化，因此不容易使人發胖。在為人體吸收後，乳糖首先會分解為葡萄糖及半乳糖。吃母乳的嬰兒很少會發胖，而吃含有其他等量糖分配方奶粉的嬰兒，常胖得圓滾滾的。脫脂奶粉含百分之五十六的乳糖，全脂奶粉中則含百分之九十。乳糖可以提供腸道有益細菌作為食物，轉化為乳酸。但一個吃太少脂肪的人，多吃乳糖是有害無益的。

許多水果及蔬菜中都含有蔗糖，例如蘋果、鳳梨、胡蘿蔔及豌豆等。甘蔗汁和楓糖漿裡面含大量的蔗糖。一般市面上所販賣的砂糖和果糖，是從甘蔗、蘋果、葡萄、甜菜根、玉米及其他食物提煉而成。原糖（raw sugar）含少量鐵及其他礦物質，由於經過高溫處理，也具有精製糖的所有缺點，例如損壞牙齒、刺激胰島素分泌過多、破壞食慾等。因此即使有人認為糖可以提供人類精神上的健康，但凡事還是應該具有科學精神，實事求是。

蔗糖在消化過程中，會轉化為葡萄糖及果糖。另一種類似的糖是由麥芽中提煉的麥芽糖。澱粉在消化過程中，會在腸道暫時形成麥芽糖，再分解為葡萄糖。

我們由澱粉之中，不自覺地吃下的糖最多。新鮮的水果及蔬菜，能夠供應人體所需的澱粉，例如香蕉、蘋果、玉米、豌豆、番薯、山藥、馬鈴薯及南瓜等。然而，我們每餐所吃的，幾乎都是廉價的澱粉類食品，例如精製的穀類食品、麵包及各種麵食，如通心粉、麵條及義大利麵；乾豆、扁豆、豌豆、米飯或蛋糕、派、餅乾及樹薯粉、各種麵粉製成的點心。如果你感到懷疑，可以改吃蔬菜和水果，實驗兩個星期，將會感到精力充沛。如果你想要減少吃糖，可以把所有精製的澱粉類食品都看作是糖，重新調整飲食。

糖還有其他來源。因為動物會將澱粉以肝醣的形式儲存，在我們食用動物的肝臟及其他的肉類、魚類、貝類時，就會吃到這種形式的糖。所有的脂肪都含有大約百分之十的甘油，甘油可以在人體中轉化為醣。奶油中含有乳酸，柳橙汁及蘋果中含有檸檬酸，這些都可以在人體中轉化為肝醣，最後再變成醣。

存在蜂蜜及多數水果中的葡萄糖，對人體的危害較蔗糖少，其中的原因尚待研究。在一個實驗中，受試者攝取適量但精純的人工營養，其中唯一的卡路里來源為葡萄糖。實驗後，得到受試者血液中的膽固醇含量平均降低至標準值範圍一四〇毫克。然後再用蔗糖取代葡萄糖，其他營養成分均維持不變，結果受試者血液中的膽固醇很快地回升至危險的程度。許多研究人員相信，吃太多精製的糖，會比吃凝固或飽和的脂肪，身體更容易累積膽固醇。

糖在身體中和其他營養一樣，都是維持健康不可或缺的，但是應該由未精製的天然來源獲得。吃糖唯一目的，是產生能量，否則糖將以脂肪的形式儲存起來，陪伴你一生。因此，糖對於構成身體組織、個人的健康與魅力都是有害無益。

7 容易缺乏的維生素A

維生素A對視力的影響

維生素是維持細胞正常功能的化學要素，通常無法由人體自行製造。維生素A是一種無色的物質，可從動物性食物中獲得。在人體或動物體內，可以由一種黃色的色素，即胡蘿蔔素而形成維生素A。胡蘿蔔、杏桃、山藥、所有的綠色蔬菜及海藻海帶類食物中，都含有胡蘿蔔素，顏色愈深，含量愈高。

我們可以由動物性食物，如肝臟、魚肝油等獲得維生素A，而蛋黃、牛油及奶油中，則同時含有胡蘿蔔素及維生素A。

輕度維生素A缺乏的情形非常普遍。我們可以體驗到，當維生素A略為不足時，便會影響視力。眼睛視網膜的細胞含有一種感光的化學物質——視紫質，係由維生素A與視蛋白結合而成。所有到達眼睛的光線，都會分解這種視紫質，視神經則將眼睛所看到的影像傳達給大腦。視紫質會不斷產生又受到分解；這種再生與分解的過程一再重覆。維生素A就像照相機的底片，如果底片用完，即無法顯出影像。

不論在白天或是夜晚，我們的視覺都需要維生素A，而夜間的視覺功能，則完全依賴維生素

A。因此，維生素A缺乏時，在黑暗中便無法看清東西，稱為夜盲症。你可以在夜間開車時，測試自己的維生素A是否足夠。當對面來車的燈光照到你的眼睛，使你暫時看不見東西，如果視覺能立即恢復，則表示你身體裡的維生素A足夠；否則你便需要很久才能恢復視力。視力恢復的時間長短，依維生素A缺乏的嚴重程度而定。

研究顯示，夜間發生車禍的人，有些與缺乏維生素A有關。若公路上夜間的照明較佳，發生車禍的機率較少；因為光線充足時，視覺對維生素A的依賴程度較低。

夜盲症的輕重程度有不同的等級。有輕微夜盲症的人並不自覺，只以為自己白天看得比較清楚；稍微嚴重的人，眼睛容易疲倦，看完電視影片後也會有眼睛不舒服的感覺；更嚴重的人，眼睛會感到疼痛，特別是在長時間使用眼睛後，隨之而來的是緊張、頭痛、不安、眼睛疲勞，有些人會因此不願意在夜間駕車。

對白天明亮的光線總是感到刺眼，有些人必須戴上墨鏡才會感到舒適，有時也是因為進入眼中的光線愈少，維生素A的損耗愈少。有不少喜歡戴墨鏡的人，可能是缺乏維生素A，無法適應正常光線。最近我遇見一個病例，是一位眼睛對光線非常敏感的女人，她在室內也要戴墨鏡。經過我一個月的飲食調理後，她在強烈的陽光下也不再覺得刺眼。

在光線過於明亮的環境中工作，維生素A的損耗非常快；而在昏暗的環境中使用眼睛，就像在夜間的情形一樣，比光線適度時所需的維生素A更多。

電腦人員及文書工作者，經常接觸螢幕和白紙所反射的光線，眼睛容易疲勞，飲食中若含有豐富的維生素A，則可以預防這種情形。長時間作手工、閱讀書報，或看電視手機的人；在昏暗的光線中工作、接觸跳動光線的焊接工；必須在強烈的光線及暗房中移動工作的攝影師；居住在沙漠、極地、高山或海邊的人，陽光經由海水、沙灘或白雪反射，經常會造成視覺障礙，這些人都需要大量的維生素A。

陽光在白色的雪地上，所反射出來的強光最傷眼睛，因此，獵人及滑雪的人經常都會缺乏維生素A。

當維生素A嚴重缺乏時，除了疲勞之外，還會有灼熱、發癢、發炎、眼球疼痛等現象，以及眼屎增加，角膜潰瘍等。人們常認為經濟較不發達的國家，會比較有維生素A嚴重缺乏的情形，但根據過去一個調查顯示，美國紐約市一些低收入的家庭，罹患眼角膜潰瘍人數的比例幾乎達半數。

缺乏維生素 A 會使皮膚老化

如果維生素A輕微缺乏，首先會發現的是眼部的症狀，然而潛在的皮膚問題卻早已經開始變化。缺乏維生素A，皮下組織的細胞會死亡脫落，阻塞毛孔，油脂無法到達皮膚表面而大量分泌，使皮膚變得又乾又粗又油，有時會全身發癢，形成皮膚角化症。手肘、膝蓋、臀部及上臂背面的皮膚會變得粗糙，毛孔因為死去的細胞阻塞而擴大，油脂分泌增多，形成白頭或黑頭粉刺。當這些部位受到感染，就會長出青春痘。這樣的皮膚也容易受到感染，出現膿疱疹、起泡及蜂窩組織炎。如果日常飲食還算均衡，通常可在飲食中額外添加適量維生素A，這些症狀即可獲得改善。

有許多臉上長滿青春痘的女孩子向我求助，她們原本都沒有皮膚方面的問題。我發現她們都是坐在辦公室內的上班族，在日光燈底下工作，再加上白紙的反光，長時間使用眼睛，相對增加身體對於維生素A的需求，經補充後症狀逐漸消失。

維生素A攝取不足時，頭髮會變得乾燥、失去光澤、頭皮屑增多、指甲也會容易斷裂。維生素A缺乏之時，除了視覺及皮膚受到損害，喉嚨、鼻孔、鼻竇、中耳、肺部、腎臟及膀胱等黏膜組織也會產生異常狀況。如果飲食中維生素A充足，這些黏膜會正常分泌黏液，防止細菌入侵，並且保持清潔，因為細菌無法在黏液中生存。損壞的組織由酵素分解，廢物被清除，健康的組織不會累積壞死的細胞。

人體分泌的黏液含有抗細菌酵素的物質，因此能抵抗細菌的酵素分解作用，保護細胞，不受細菌破壞。雖然細菌以各種方式侵入組織，但是由於黏膜細胞周圍有黏液保護，不容易受到感染。

人體缺乏維生素A，將提供細菌有利的生長條件：在溫暖、潮溼、養分充足的環境中繁殖。據哈佛醫學院華貝克博士（Dr. Wolbach）指出，人體缺乏維生素A時，黏膜細胞生長更快，但也較快死亡。這些細胞互相推擠堆積。由於堆積的死去的細胞無法分泌黏液或抗酵素，無法清理表面，使得自我保護的功能消失。溫暖、潮溼及源源不絕的養分供給，提供細菌絕佳的生長環境，感染疾病就是這樣來的。

人體黏膜組織的病變，最初多發生於喉嚨及肺部氣管，肺泡裡面可能擠滿了死去的肺泡細胞，而中耳、鼻竇、腎臟、膀胱及前列腺等，一樣也會受到影響。由於人體大量累積廢物，像是唾液腺及胰管腺由於狹長，可能會因刺激或阻塞，造成口水分泌不足、胰液無法到達腸道等。子宮、陰道細胞也會死亡剝落，造成白帶及月經過多。身體各部位都可能因為死細胞的堆積而形成囊腫。

有一個研究對於動物餵食不同份量的維生素A，觀察對動物黏膜組織的影響。發現黏膜組織都會孳生有害細菌。缺乏維生素A的動物體內，細菌以死細胞作為養分，百分之九十八的動物均受到感染。維生素A充足的動物，體內僅有少數細菌，沒有出現感染的病例。另一個研究是對數百個意外死亡，或死於傳染病的人，作黏膜組織的切片研究，也顯示類似的相關性，累積的死細胞與感染的嚴重程度會成正比。

此外，成人的意外死亡事故，相較死於感染或傳染性疾病者，肝臟中維生素A平均要多二十倍。

缺乏維生素A所引起的症狀，只要在飲食中加以補充，即可獲得改善，治療所需的時間長短，依維生素A的需要量及組織受損的程度而定。研究顯示，輕微的眼部症狀，在補充五萬到十萬單位維生素A後，一個小時即可改善。如果維生素A嚴重缺乏，視力不良的情形則可能需要數個星期或數個月才能改善。

矯治輕微的視力不良時，維生素A只需血液吸收，輸送至眼睛即可，而治療角膜潰瘍或皮膚、黏膜的病變，則需要由人體新生組織，取代因維生素A缺乏而產生的不健康組織。在飲食改善後兩個星期，可以使皮膚乾燥的情形消失，恢復溼潤。

幾年前，有位醫師向我提及有個女性病患臉上長滿了疣。很多報告中都指出，在飲食中補充足量的維生素A以後，即可使疣消失。我為她擬了一份營養計畫，其中包含均衡適量的維生素，並建議她每天吃十萬單位的維生素A。四個月後她的皮膚仍未獲得改善，我們都覺得很洩氣。又過一個星期，她來找我，顯得很興奮，因為她臉上的疣都不見了，從此沒有再復發。這個例子讓我知道，以健康的組織代換不健康的組織，約需四個月的時間，但還是因人而異。

充足的維生素A除了有助於維護正常的視力，加強對感染的抵抗力之外，對於骨骼、牙齒的發育，良好的食慾，正常的消化功能，生殖、哺乳，紅血球及白血球的形成等，都有重要的影響，並且有延長壽命作用。婦女在懷孕期間吸收充足的維生素A，對於胎兒的發育，會有很大的幫助。

含維生素A的食物

據美國國家科學研究委員會建議，成年人每天攝取五千單位維生素A足以維持健康。在食品成份分析表中顯示，最豐富的胡蘿蔔素來源為黃綠色蔬菜，如地瓜葉、胡蘿蔔、菠菜等。每一百克平均含一萬二千單位；青豆、綠色花椰菜、黃色的南瓜、杏桃、青江菜、甜椒等，則有五千單位，人體一天的需要量約六千單位。番茄、豌豆、芹菜、萵苣及蘆筍，每一百克約含二千單位；其他大部份黃色的水果，含量約為四百單位。非綠色或枯萎的蔬菜則不含維生素Ａ。

肝臟中維生素Ａ的含量最豐富，腎臟、胰臟中含量也極豐富。因為維生素Ａ不存在動物的肌肉中，所以肉片、雞腿、牛排等均不含有。蛋類及奶油中的含量，依動物的飼料而定。每公升全脂奶粉中的含量，維生素Ａ從五百到七千單位不等，平均為二千單位。在人體消化過程中，維生素Ａ常因氧化而受到破壞，其原因尚待研究。在冬季餵飼乾料的牛所產生的奶油，每磅含維生素Ａ二千單位，夏季因餵飼新鮮牧草，含量平均可達一萬二千單位；人造奶油每磅（四五四克）亦有一萬二千單位。

魚肝油是最豐富的維生素Ａ來源之一。動物肝臟中維生素Ａ的含量，依其食物及生長時間而有所不同。倫敦動物園曾有一隻百歲的巨蟒死去，解剖發現其肝油中含有非常豐富的維生素Ａ。大比目魚（扁鱈）的肝油比鱈魚肝油好，因為捕捉的大比目魚比鱈魚生長時間較久，因此有較多的時間吃綠色的海藻。同樣的道理，成年的牛羊肝臟中，維生素Ａ的含量也比犢牛、羔羊多。

維生素Ａ的攝取

科學家及一般人都認為，我們可以從食物中獲得所需的維生素Ａ。但在一個研究報告中，對數千個美國人的飲食作為期一個月以上的追蹤調查，發現有四分之三每日所攝取的維生素Ａ，只有兩千單位。在這些調查報告中假設，所有由食物中所獲得的維生素Ａ，均可易於吸收而進入血液。

在實驗室中分析營養成份的蔬菜，可能是由肥沃的土壤所培植，在生長的過程中，吸收充足的陽光及雨水，這些蔬菜中維生素Ａ的含量，也許會比生長條件不良的蔬菜多一百倍。分析時也曾經發現過完全不含胡蘿蔔素的胡蘿蔔。在運送、儲存、冷凍、裝罐及烹調的過程中，都會使維生素Ａ流失。

牧草只吃紫花苜蓿的乳牛，所生產的牛奶缺少維生素Ａ，紫花苜蓿經過分析，發現不含能防止維生素Ａ受破壞的維生素Ｅ。而且，化學肥料中的硝酸鹽，也會經由植物吸收，進而破壞食物、動物肉類由人體吸收的胡蘿蔔素及維生素Ａ。

即使蔬菜中含豐富的胡蘿蔔素，也不一定能為人體所吸收利用。蔬菜中的胡蘿蔔素，由植物纖維質所構成的細胞壁阻擋，人體無法消化植物的細胞壁，胡蘿蔔素也無法溶於水，因此無法通過細胞壁，必須經過切碎、烹煮，藉由牙齒咀嚼，破壞植物的細胞壁，胡蘿蔔素才能進入血液之中。生吃胡蘿蔔，只能吸收其中所含胡蘿蔔素的百分之一，經過煮熟則可以增加至百分之五到十九。

研究顯示，由蔬菜中所吸收的胡蘿蔔素，平均約為百分之十六到三十五；愈軟的蔬菜，進入血液的胡蘿蔔素愈多。如果將蔬菜打成汁，便可以完全吸收其中的胡蘿蔔素，但是蔬菜汁若沒有馬上喝完，許多維生素Ａ便會因氧化而遭到破壞。

在小腸中，維生素Ａ及胡蘿蔔素都必須先與膽鹽混合才能進入血液。如果飲食中的脂肪含量太低，進入腸道的膽汁太少或完全沒有，百分之九十的維生素A及胡蘿蔔素都可能隨糞便排出體外。同時，並非所有進入血液的胡蘿蔔素都會轉化為維生素A。除非維生素E的攝取量充足，否則進入血液的維生素A都會遭到破壞，而儲存在身體之中的維生素A也會很快消耗殆盡。

如果維生素B群中的膽鹼不足，人體則不能儲存維生素A。看看這是多麼複雜，原來想要得到足以維持生命的維生素A，是多麼不容易。

如果你能夠小心地計劃家用，同樣的錢，大概可以比平時多買五十倍的維生素A，其中有一部分可以被吸收，多餘的部分則儲存起來。選擇綠色或黃色的蔬菜及水果，多吃肝臟、蛋黃、起司及牛奶。盡量選購夏季所生產的奶油及蛋類。在自家的後院種一些胡蘿蔔素豐富的蔬菜，冷凍起來備用。

因為胡蘿蔔素及維生素A可溶解於脂肪，而身體可以儲存脂肪，因此，身體所吸收的過量維生素A，若未遭到破壞，也可以儲存起來。人體中的維生素A大多儲存於肝臟之中，如果維生素E的攝取量充足，所儲存的維生素A數量可以加倍。

儲存在身體中的維生素A，可以在攝取量不足時，隨時補充身體的需要。在一個實驗中，給予動物過量維生素A，發現可以儲存正常需要量的一百倍。人體的肝臟亦然。由動物實驗中顯示，儲存豐富的維生素A，對維持健康、預防疾病都有很大的助益。

但長時間每天攝取維生素A超過五萬單位，便會引起中毒，出現頭痛、視覺模糊、皮膚發癢、掉頭髮、流鼻血、關節痛等症狀。停止攝取幾天後，這些症狀就會消失。維生素A中毒時，另行增加維生素C的攝取，可以避免或治療對人體所造成的損害。天然的食物中，已知維生素A的含量能夠使人中毒的，過去曾有食用北極熊肝臟的案例。由於一般食物並不含有過量維生素A，因此，中毒原因大多都是由於服用維生素A藥劑所引起。

想要迅速補足缺乏的維生素A，每天攝取十萬單位以上，這種作法是不可取的。許多研究結果都顯示，人體每天所能利用的維生素A不超過五萬單位，若添加一百單位的維生素E，效果會加倍。少量多次，比一次攝取過多維生素A的效果要好。美國醫學會的藥物化學協會，曾經公佈下列治療的劑量：

治療慢性維生素A缺乏時，每天服用三次各兩萬五千單位；一般性的治療則為每天服用兩次各兩萬五千單位，持續兩個月；任何一次單獨劑量超過兩萬五千單位皆未經許可。

健康的人所需維生素A量因人而異，一般與體重成正比，因此，成人的需要量比兒童多，男性的需要量比女性多。老年人因為消化能力衰減，較年輕人需要更多的維生素A。其他因素還包括燈光亮度、使用眼睛程度、季節、來源、吸收量及維生素E的攝取量。

體重及健康狀況相當的兩個人，所需的數量也許會相差二到三倍。此外，如果維生素A是單獨由天然胡蘿蔔素供應，則比直接攝取維生素A藥劑的需要量多兩倍，因此，並沒有明確的規則可循。既然過多的維生素A可以儲存起來，只要不達到中毒的程度，稍微過量要比不足好。

哥倫比亞大學亨利・薛曼博士（Dr. Henry C. Sherman）以動物為實驗，研究最適當的維生素A攝取量。供給動物正常需求量的維生素A，動物顯得很健康，當劑量加倍，甚至加到三、四倍時，動物看起來更健康，抵抗力更強，並且更有精力，同時因劑量增加，動物壽命也相對延長。但超過某個定量以後就不再有效果。根據這些實驗，薛曼博士建議，成人每天維生素A的攝取量，以兩萬單位最適當，增加為四倍時，對健康更有幫助。

由於許多食物所含的維生素A都已經受到化學肥料中的硝酸鹽及食品防腐劑所破壞，因此，人們必須適度補充額外的維生素藥劑，才能確保充足的維生素A。在食用大量脂肪後，應該立即服用。防止維生素A受到破壞的維生素E劑量尚無定論，我的建議是，服用兩萬五千單位的維生素A時，再加上一百至兩百單位的維生素E。

我建議成人同時服用兩萬五千單位的維生素A，及兩千五百單位的維生素D，兩者均可由魚肝油中獲得。如果脂肪攝取量不足，嬰幼兒無法吸收藥劑中的維生素A及D，因此建議以鱈魚肝油，作為兒童最佳的維生素A及D來源，放在冰箱中冷藏，並每天補充至少五十單位的維生素E。

一般食物的營養成份分析表並不準確，因為植物生長的土壤、環境、耕種方式、處理、加工方法都不同，養分的含量也不同。當我讀到一篇報告，裡面說明杏桃比其他食物所含的維生素A更豐富，並且含有鐵、銅等礦物質，此時我第一個反應會是：哪一種杏桃？生長在哪裡？

8　精製食物使維生素B大量流失

現代人常缺乏維生素B

維生素B有超過十五種，但在現代食品中卻少得可憐，每一個人幾乎都攝取不足。諾門博士（Dr. Norman Jolliffe）說，從前連窮人的食物中都含有豐富的維生素B，營養比現在最有錢的人都好。

維生素B嚴重缺乏的原因有很多。從前人們所吃的麵包、麥片等食品，都是由含有維生素B的全麥穀物所製成。因為沒有冰箱及罐頭，水果及蔬菜也不多，主要的食物是麵包。自從一八六二年發明精碾穀類的機器，造成穀物大部份的營養都流失了。以前唯一的糖是含有豐富維生素B的糖蜜，現在，精製糖的各種甜食和糖果的消耗量增加到驚人的程度，但原有的營養都失去了，而且由於會破壞食慾，使維生素B不足的情形更嚴重。

從前，我們的食物充分利用，沒有任何營養被拋棄；而現今，供給我們熱量的食物，經過精製，原有的豐富養分大多被拋棄了，剩下的三分之二卻是極少營養的部份。此外，現代人缺乏運動，食量也比古早時代的人們少。一百年前，男人每天需要六千到六千五百卡路里的食物，女人需要四千到四千五百卡路里；如今男人平均只需要兩千四百到兩千八百卡路里，而女人僅需要一千八百到兩千兩百卡路里。

食用全麥麵包及麥片的好處，成果呈現在第二次世界大戰期間。當時由於糧食短缺，丹麥政府因而禁止精碾穀物，因此使丹麥人的營養獲得改善，死亡率降低百分之三十四，癌症、糖尿病、高血壓、心臟及腎臟疾病的罹患率也跟著下降，人們的健康大為改善。

第二次世界大戰結束後，英國政府只允許對穀物稍加碾磨，人民的健康也同樣有所改善。雖然英國人的飲食仍缺乏多種營養，根據調查，那段期間，全英國人民的健康仍然維持良好的狀態。

現在我們的主食都經過加工精製，日常飲食不再含有豐富的維生素B。事實上，只有四種食物中含有維生素B，即肝臟、酵母粉、小麥胚芽、米糠。有些食物中只有一、兩種維生素B的含量很高，卻不足以供應每日生活所需。

腸道菌合成維生素B

腸道菌所合成的維生素B，可能是人體最重要的維生素B來源，但分量無法估算。有些飲食缺乏維生素B的人，血液及尿液中卻含有維生素B，證明他們的腸道菌可製造大量某些維生素B，當腸道菌受到破壞，血液及尿液中的維生素B也隨之消失。但另外一些飲食中缺乏維生素B的人，血液及尿液中，維生素B只有少量甚至沒有，原因尚待研究。

乳糖對腸道菌的生長最有幫助，但還需要適量的脂肪，因此，不吃牛奶或脂肪是很危險的。

如果服用硫胺類藥劑及抗生素，如鏈黴素及金黴素等，將完全破壞腸道菌，除非在飲食中補充能促進腸道菌大量生長的食物，例如優格，否則即會出現缺乏多種維生素B的症狀。

優格在某些人的眼光看來是新興食品，但幾世紀以來，從土耳其到北歐、冰島及中國早已有它的存在。一個由賓州大學及哥倫比亞大學醫學院所作的研究，辛尼卡博士（Dr. H. Seneca）指出，長期食用優格，糞便中發現的細菌，都和優格中的益菌相同。

人體所有的細胞，對維生素B的需求都一樣多。將一隻營養良好的動物宰殺後，分別研究體內的各個器官組織，會發現維生素B平均散布在組織內。相對的，營養不良的動物，體內所有的組織也都一樣營養不良。一般來說，不同組織對各種維生素的需要量並不相同。

羅傑・威廉博士（Dr. Roger J. William）指出，所有的細胞對維生素B的需要量完全相同，若有缺乏，在症狀出現之前，健康可能已經嚴重受損。這並不是危言聳聽。缺乏維生素A，只是一種器官出現症狀，例如眼睛問題；而缺乏維生素B時，則整個身體都會退化，甚至一病不起。成年人很少出現這種情形，但是在青少年身上卻屢見不鮮。

威廉博士也指出，必須等到維生素B極度缺乏之時，某些細胞才會出現明顯的損壞現象。例如，當一個人健康情況欠佳時，可能會減少活動，增加睡眠與休息的時間；體內多數的細胞活動量降低，對維生素B的需要量也相對降低，但只有一刻都不能停止跳動的心臟持續工作，因此維生素B嚴重缺乏之時，所有的細胞都同樣受損，首先出現異狀的一定是心臟。

維生素B缺乏的症狀

食物中會同時含有維生素B群，一個人不可能單獨缺乏其中某種維生素B，但缺乏的症狀及程度則不同。以前的人認為腳氣病是由於缺乏維生素B_1所引起；癩皮病是缺乏菸鹼素所引起。實驗證實，食物中不含這兩種維生素B的人，並不會產生這兩種疾病。這兩個疾病是由於缺乏所有的維生素B所引起，只是缺乏維生素B_1及菸鹼素的罹患機率更大。

測試維生素B是否充足，最簡單的方法是觀察舌頭。健康的舌頭大小適中，顏色呈粉紅色，邊緣平滑，沒有舌苔，也不會縮在牙齒之中。味蕾的大小一致，平均分佈在整個舌面及邊緣。觀察一個健康的孩子，就可以看到典型的健康舌頭。

維生素B缺乏時，舌頭上會出現各種變化。舌頭前端及兩側的味蕾會先腫大，然後變小甚至消失，使舌尖及兩側變得光滑，同時後面的味蕾卻不斷變大。這些味蕾的外觀扁平，像壓扁了的蘑菇。當維生素B缺乏的情形更嚴重時，味蕾會長在一起，互相推擠，使舌頭出現裂縫。舌頭的中心先出現裂縫，若維生素B缺乏的情形過於嚴重，舌頭上會變得裂痕斑斑。

當情況更嚴重時，味蕾會逐漸消失，舌尖及邊緣變得光滑，前後味蕾迅速消失；最嚴重的情形發生在長年缺乏維生素B的老年人，時常抱怨食不知味，有時舌頭會疼痛，很多人的舌頭已經極度異常卻不自知。

從舌頭的大小也可以看出維生素B缺乏的情形，例如舌頭肥大、水腫，凹陷在牙齒中間，呈現牛肉般的暗紅色；另一種情形是舌頭太小或萎縮。有時候舌頭會變成紫紅色或鮮紅色，通常舌頭的顏色並不一致，例如舌尖紅色而中間是紫紅色。

不同的顏色代表缺乏的維生素B種類。例如，最常見的是舌頭呈紫紅色，表示缺乏維生素B_2；暗紅色則缺乏泛酸。缺乏維生素B_{12}及葉酸時，舌頭會變成草莓紅，舌尖及兩側變得平滑，沒有舌苔；缺乏菸鹼素時，舌頭會變成火紅色，不是太大就是太小，因為有害的細菌孳生，使舌苔積得很厚，也顯示腸胃消化不良。如果腸道具有製造維生素B的益菌，則不會出現舌苔。

由於我擔心人們會矯枉過正，不知是否應該在本書中介紹舌頭異常情形，但最後還是決定列入。因為兩年來，我檢查過數百個人的舌頭，其中只有兩個人的舌頭是健康的。有一次，在一場小型演講開始之前，我應觀眾們要求檢查他們的舌頭，竟然沒有一個人的舌頭是健康的，大家都感歎不已。然而，經飲食調養得當，舌頭可以逐漸恢復健康，所需的時間依維生素B缺乏的程度，及營養是否能完全吸收而定。

研究顯示，百分之六十以上舌頭出現嚴重變化的人，胃部無法自行製造足夠的胃酸，消化酵素的分泌量也偏低，影響消化功能，必須服用藥物治療，否則會出現脹氣、肚子不舒服等情形。

所有的維生素B都可以溶解於水中，因此無法儲存於體內。人體細胞像海綿一樣會吸收水分，保留維生素B量，依攝取量而定。因此為了維持健康，應該攝取充足的維生素B，過量而沒有作用的維生素B會隨尿液排出體外。

各種維生素B必須同時發揮作用，這種現象稱為維生素B群的融合作用。單獨攝取某種維生素B，可能使細胞的活動增加，但連帶也會促使其他各種維生素B的需求量跟著增加。只有從肝臟、酵母及小麥胚芽等食物中，才能獲得完整的維生素B群。

討論單一維生素B缺乏並不實際，這種情形只會在實驗室中發生。某種維生素B缺乏，會影響其他維生素B的作用。如果出現單一維生素B缺乏的徵兆，就是一種警告，除非改善飲食，否則情況將會繼續惡化。

9　紓解壓力的維生素B群

維生素B群不可或缺

在充分瞭解維生素B群的重要性後，接著要探討每日攝取量。如果每個人都能夠身體力行，改善健康便指日可待。維生素B一共有超過十二種，合稱為維生素B群，其中三種有紓解壓力的作用。

在正常情況下，並不需要這些紓解壓力的維生素B，因為腸道細菌製造的量即已足夠。但在承受壓力時，則需從外界加以補充，才能維持身體的健康。壓力是指身體增加額外的負荷，例如藥物、石化產品、感染、外科手術、噪音、過度疲勞、心理創傷、消沈、怨恨等多種因素，此時各種營養的需要量會比平常更多。

對營養適當的動物施加壓力，會使牠們的身體受損，如果餵給牠們新鮮或脫水肝臟，或濃縮肝精，則不容易受到損害。例如，讓動物在冰水中游泳，測驗體能。正常飲食的動物，只能游三到十分鐘就會溺水而死；如果在平日餵食中加入肝臟，便可以游兩個小時以上而不會溺水而死。

常吃肝臟，可以防止或減輕各種疾病對身體所產生的壓力，如瘧疾、甲狀腺亢進、過冷或過熱、缺氧、X光及各種藥物的副作用等。將施予壓力而沒有餵食肝臟的動物做實驗，即使外表看起來非常健康，卻容易意外死亡，例如心臟衰竭。各種動物的肝臟，都是抗壓力維生素的最佳來源，蛋黃、黃豆粉及酵母粉等也含有少量。這類維生素尚無法以人工合成，但真正功效尚待研究。

對於某些維生素B在食物中的分佈情形及含量等研究，尚無確實結果，而缺乏這些維生素B的人，通常並不自知。

維生素B中有一種生物素（Biotin），酵母中的含量最豐富。缺乏生物素的動物，會發生濕疹或皮膚炎、掉毛，尤其容易引發心臟疾病及感染肺病；若移植癌細胞進行動物實驗，則會迅速擴散。小動物的生長嚴重停滯，成年的動物會逐漸消瘦萎縮，兩者都會迅速死亡。

雞蛋的生蛋白有一種物質，稱為抗生物素蛋白（Avidin），能與腸道的生物素結合，阻止生物素進入血液。臨床實驗中，營養適度的受試者，每天食用半杯生蛋白，結果造成生物素不足，第一個症狀是情緒消沈，有時候會皮膚脫皮、極度疲勞、肌肉疼痛、嘔吐、心臟周圍有壓迫感；進而導致情緒嚴重低落、瘋狂，甚至出現自殺傾向。但在飲食中加入生物素，三到五天後，所有症狀都會消失。

這項研究結果顯示，生物素具有營養價值，而生蛋白則應該避免。有一些報告指出，喜歡吃生蛋白的人，特別是罹患嚴重濕疹的勞動者，服用生物素並停止食用生蛋白後，很快就能痊癒。後來所作的一個研究顯示，每天給受試者新鮮的生蛋白，但沒有出現異常現象，也就是說，如果沒有缺乏生物素的症狀，每天吃一些生蛋白對健康並無妨礙。

另外一個在日常飲食中，即可充分獲得的維生素B，稱為對胺基苯甲酸（PABA），對於細菌或人體都非常重要。例如，磺胺類藥物（Sulfanilamide）只有在細菌體內取代PABA才能有效作用；但同樣地，這類藥物也會在人體酵素中取代維生素的作用。磺胺劑沒有維生素功效，只會造成疲勞、貧血及濕疹，症狀嚴重時必須停止服用，改用毒性較低的藥物。

有一個病人身上的濕疹，在飲食正常後消失。有一次他服用磺胺劑，第二天全身就長滿濕疹，眼睛腫大，幾乎睜不開，耳朵也腫得比平常厚兩倍。換服用PABA後，這些症狀奇蹟似地消失了。從其他類似的病列中，我相信缺乏此種維生素B的人不在少數。

維生素B對毛髮的影響

對胺基苯甲酸是最早公認能防止白髮的維生素B之一，缺乏這種維生素，動物的黑色毛髮會變得灰白。在班哲明．席夫博士（Dr. Benjamin Sieve）的實驗中，受試者每餐吃兩百毫克對胺基苯甲酸，其中有百分之七十的受試者，頭髮恢復原來的顏色。有些多年不孕的婦女，經服用這種維生素，如願以償順利懷孕。患白斑病或皮膚色素沉澱的病人，也恢復正常的膚色。

毛髮的顏色發生變化，表示至少缺乏四種維生素B：對胺基苯甲酸、生物素、葉酸（Folic acid）及泛酸（Pantothenic acid）。一位對這些維生素B作過多年研究的科學家，以黑色的老鼠、銀狐、黑狗等作實驗，缺乏這些維生素B時，發現動物的毛髮均變成灰色。這位科學家說，灰髮也是多種維生素B缺乏的徵兆。服用合成的維生素B製劑，雖無法使頭髮恢復原來的顏色，但是有些人在改善飲食，加強所有維生素B時，能使頭髮的顏色暫時恢復。

由於對胺基苯甲酸可抵銷磺胺劑的作用，美國食品藥物管理局禁止藥房在無醫師處方下，出售對胺基苯甲酸超過三十毫克的劑量。這項措施使所有關於對胺基苯甲酸的研究停止，即使有醫師處方，市面上也很難買到這種維生素，不過磺胺劑也很少使用。每日服用四十八克（四萬八千毫克）的對胺基苯甲酸並不會中毒。

對胺基苯甲酸在市面上消失以前，對於消滅由跳蚤、蛆、扁蝨等寄生蟲所引起的疾病，如洛磯山斑蚊熱、斑疹傷寒、白斑症等特別有效，每天服用一千毫克，再加上足量的泛酸及新鮮的肝臟（最好生食）即可痊癒。受到日曬灼傷的人，每天服用一千毫克對胺基苯甲酸，防曬的抵抗力可以增加五十到一百倍，變得不容易被灼傷。

幸運的是，含對胺基苯甲酸的PABA乳霜或乳膏仍可在市面上買到，是非常好的防曬用品。實驗證明，擦上這種防曬霜的人，在豔陽下曬八個小時，皮膚仍不會灼傷，對預防皮膚癌也有很好的效果。

肌醇可減低血液中的膽固醇

維生素B中的肌醇（Inositol），還有待進一步的研究。來源除了肝臟、酵母、及小麥胚芽之外，還有全麥麵包、燕麥片、玉米，尤其是未經精製的黑褐色糖蜜。在玉米澱粉的副產品中，含量也非常豐富。

動物的飼料中缺乏肌醇，毛髮便會脫落，補充則會重新生長。雄性比雌性動物掉毛的速度要快兩倍，表示雄性動物對肌醇的需要量比雌性大。肌醇缺乏之時，還會引起便祕、濕疹（皮膚炎）及眼睛的異常症狀。肌醇特別集中在人類眼球水晶體還有心肌，代表對視覺及心臟功能的重要性。人體除了菸鹼素，肌醇含量比其他各種維生素都多很多。

在一個實驗中，受試者服用單一維生素B，再加上鋇，透過螢光鏡，研究胃腸的蠕動情形。胃腸的蠕動促進食物的消化吸收，防止脹氣及腹痛。在維生素B群中，發現只有肌醇能顯著增加胃腸的蠕動、刺激食慾，消除便祕。

幾年前，我開始懷疑缺乏肌醇是引起禿頭的原因之一。有一段時期，我建議禿頭的人士，在飲食中注意各種維生素B均衡吸收，並額外服用肌醇，幾乎所有的患者都很快表示不再掉頭髮，許多妻子或母親也特別提到，她們無需像原先那樣，忙著清理枕頭上及臉盆裡的落髮。

有些人一個月內即明顯長出新髮。有一個四十八歲已經禿頭許多年的男性患者，長出像兔毛一樣濃密的頭髮，在驚喜之餘也使他驕傲不已。另外一個六十五歲的白髮男士，在微禿的後腦及前面白髮之間長出明顯的黑髮；一個從二十歲開始禿頭的男人也長出許多頭髮，但有一些人卻只長出少許頭髮。

動物掉毛的情形常發生在缺乏某種維生素B或胺基酸。我建議禿頭的人士，每天喝一公升富含各種維生素和蛋白質的強化牛奶，再加入一茶匙肌醇，可刺激頭髮生長。

禿頭雖然有遺傳等許多原因，但是，從家族相簿中，可以看出老一輩的祖父母經常有著濃密的頭髮，而年輕的一代，禿頭卻日漸普遍。

肌醇已經被證實可以減少血液中的膽固醇。它與維生素B中的膽鹼，是構成卵磷脂的成分之一。每天的飲食營養均衡而充足，人體的肝臟都可自行製造卵磷脂。卵磷脂將膽固醇分解成微粒，使人體組織可吸收利用。大腦中含有豐富的卵磷脂，但是確實的作用仍然有待研究。

保護神經細胞表面的髓鞘質（Myelin sheath）大多是由卵磷脂所構成，髓鞘質損壞時，會引起各種硬化症。卵磷脂有助於消化、吸收及運送血液中溶於脂肪的維生素A、D、E、K，也能夠促進細胞對脂肪的利用。作為構成卵磷脂的一部份，肌醇及膽鹼可謂其最重要的功能。

膽鹼最豐富的來源是動物的腦、肝臟及酵母、小麥胚芽、腎臟與蛋黃等，膽鹼應該是不會缺乏的，因為身體從完全蛋白質胺基酸裡的甲硫胺酸，可自行製造出這種維生素。

需要特別注意的是，首先，人體蛋白質的攝取量必須非常充足，在建造或修補組織之外，還要有多餘的甲硫胺酸。其次，由甲硫胺酸中形成膽鹼的酵素，作用中必須含有足夠的維生素B_{12}及葉酸。

當小動物的飼料中缺乏膽鹼時，腎臟會受損而引起腎臟炎，血壓升高，白蛋白隨尿液排出，血液也經常一併排出。缺乏膽鹼時，無法形成卵磷脂，血液中膽固醇的含量會急速升高，超過正常的水平。此時即使飼料中蛋白質含量充足，小動物也無法從甲硫胺酸中形成足夠的膽鹼，因此一個星期之內，腎臟便會嚴重受損。

在一個實驗中，四隻飲食非常充分但缺乏膽鹼的小牛，七天後死於嚴重腎臟出血。同樣的小牛，同樣的飼料，但是在第六天餵食一千毫克膽鹼，腎臟幾乎立即開始復原，在二十四到四十八小時之內，即有顯著的進步。

研究缺乏膽鹼而引發腎臟炎的醫師強調，在臨床實驗中，人類的情形也十分類似。例如，動物和人類一樣，缺乏膽鹼時，無法製造卵磷脂，而使膽固醇過高。兒童血液中正常的膽固醇含量應不超過一百四十毫克，而患腎臟炎者平均為五百七十毫克。

即使飲食中含有豐富的蛋白質，一旦缺乏膽鹼，一些成長迅速的小動物，例如幼鼠、小牛等，都非常可能罹患腎臟炎。這種疾病會使成長速度減緩，減少對蛋白質的需要，將多出來的甲硫胺酸轉化為膽鹼，使牠們得以存活。同樣地，成長中的兒童也容易罹患腎臟炎，使他們的成長速度減緩，雖曾有人罹患此疾病因而死亡，但通常多得以存活。

腎臟專家似乎都不使用膽鹼治療腎臟炎。膽鹼並不會使人中毒，多年以來，我每天服用一千毫克的綜合維生素B製劑。最近我在一個社交場合，認識一位兒童腎臟疾病專科醫師，是一個和善聰明的人，正在籌募經費，購買腎臟治療儀器。他沒有受過營養學訓練，對營養的觀念也不正確，會給病童吃蛋白質含量低，並且缺乏膽鹼的食物。

病童的母親知道腎臟炎有致命的危險，因此非常恐懼，只敢給孩子吃精製的食物，殊不知營養不良才是他們的病源。

如果飲食不及時改善，腎臟受損的程度將日益加重，所有的養分都會經由受損的腎臟流失，使得健康難以恢復。有許多病童的父母寫信給我，說他們的孩子在吃了高蛋白質及含有豐富膽鹼的食物後，都很快地康復了。

動物的食物中若缺乏膽鹼，會引起高血壓。一個對一百五十八位嚴重高血壓患者所作的研究，他們的血壓極高，有些人曾經中風或是雙眼出血，有些人則罹患腎臟炎；這些人都經過長期治療而沒有效果，研究中只增加讓他們服用膽鹼，日常的飲食維持不變，五到十天後，頭痛、暈眩、耳鳴、心絞痛、便祕等症狀都已經減輕，甚至完全消失。三個星期後，所有患者的血壓都降低，其中有很多人恢復正常，甚至其他方面也有了改善，患者表示他們可以睡得更好，體內不再積水，血管擴張、心臟的負荷也減輕了。在停止服用膽鹼以後，血壓又再度升高，其他的症狀又再度復發。

如果餵食幼小的動物蛋白質含量低與膽鹼不足的飼料，肝臟中累積過多的脂肪會像人類一樣形成肝硬化，死於肝癌的比例也相當高。肝臟累積過多的脂肪，是目前已知膽鹼缺乏的最明顯症狀，也是醫師唯一能診斷出來的症狀。

膽鹼可防止肝硬化

缺乏膽鹼使肝臟累積過多的脂肪，與酗酒的人飲食中缺乏蛋白質、各種維生素B，營養不良的情形非常類似。給酗酒的人每天一併服用大量的膽鹼及甲硫胺酸，對他們嚴重受損的肝臟有顯著的功效。但這兩種營養若單獨使用，則對健康無益，也無法防止肝臟受損。高蛋白質營養豐富的飲食之外，每天服用一千毫克以上的膽鹼、肌醇及數湯匙卵磷脂，對受損的肝臟有顯著的功效。

膽鹼還有其他功用。它是每一個細胞內合成核酸、製造遺傳基因去氧核醣核酸（DNA）及核醣核酸（RNA）不可缺少的成分。缺乏這種維生素的動物容易罹患胃潰瘍、肝癌、心肌及腎上腺出血。而膽鹼是協助傳遞神經訊息的酵素成分之一，對正常的肌肉收縮具有重要的功能，缺乏之時會造成肌肉失調。有一種殺蟲劑的原理，就是抑制含膽鹼酵素的作用，使昆蟲喉部的肌肉癱瘓，而這種殺蟲劑對人體健康也會有不良影響。

人體膽鹼的需要量，與飲食中脂肪攝取量成正比。確實的需要量仍然未知，大約為每天三千到五千毫克。一份肝臟（四分之一磅、約一一三克）可以供應五百到七百毫克；半杯小麥胚芽有四百毫克；一匙的卵磷脂有五百毫克；一顆蛋有兩百八十毫克；一湯匙酵母粉則有四十到一百八十毫克。其他的食物含量都不多。一份蔬菜或肉類可能只含有十至五十毫克。

由於膽鹼缺乏會阻礙卵磷脂的合成，使膽固醇在全身動脈中淤積。盡量少吃固態或飽和的脂肪（椰子油、牛油、豬油、羊油及氫化的脂肪），以減少膽鹼的需要量；同時增加含有膽鹼的飲食，注意營養均衡，以利卵磷脂的形成。幸運的是，市面上可以買到一種合成製劑，含這種維生素一千毫克，可以補充每日營養所需。

本章中所討論的各種維生素，在一般介紹各種維生素B的文章或書中較少見，因為一般人都認為這些維生素並不重要，或是飲食中的含量已經足夠，而這種觀念已經證實並不正確。

10 維生素B功效多

維生素 B_{12} 的功用

維生素B大都存在肝臟、酵母、小麥胚芽及米糠中。然而，維生素 B_{12} 卻只存在動物性食物內，例如牛奶、蛋、起司及肉類等，而以肝臟中的含量最豐富。因此素食者需注意。

長期缺乏維生素 B_{12} 時，會使胃酸及稱為內在因子的酵素分泌減少，維生素 B_{12} 便無法經吸收進入血液，在惡性貧血及胃部切除手術後，常會發生這種情形，如果沒有及時注射維生素 B_{12}，就會造成舌頭及口角潰爛、神經緊張、神經炎、月經失調、體臭、腰酸背痛、行動困難等，甚至會導致脊髓退化而癱瘓。這種悲劇在素食者身上最常見，唯一避免的方法，是每個星期服用一粒五十微克的維生素 B_{12} 補充劑。

如果一個人的飲食中只缺維生素 B_{12}，並不會造成貧血。若同時缺乏維生素 B_{12}、葉酸及其他維生素B時，就會導致惡性貧血。肝臟、啤酒酵母、堅果及綠色蔬菜中，均含有豐富的葉酸，但是，這些養分容易在加熱烹調過程中遭到破壞，或是溶解在菜湯裡。苯巴比妥（Phenobarbital）〔編註：一種安眠藥及鎮靜劑〕及狄蘭丁（Dilantin）〔編註：抗癲癇藥〕等藥物會破壞葉酸，因此在服用這些藥物時，必須同時補充葉酸。

葉酸是細胞分裂、製造遺傳基因的核醣核酸（RNA）及去氧核醣核酸（DNA）不可缺少的物質。若缺乏葉酸，身體無法生長，連毛髮、精子或指甲等都無法生長，傷口也無法復原。

葉酸也是細胞內酵素的成分之一，主要的作用是利用醣及胺基酸構成抗體，防止感染。李維博士發現，所有的維生素中，缺乏葉酸的情形最常見，醫院中有百分之四十五的住院病患都缺乏葉酸。

孕婦最容易缺乏葉酸

缺乏葉酸時，會有貧血、倦怠、臉色蒼白、暈眩、情緒低落、皮膚色素沉澱、呼吸急促等症狀。婦女在懷孕期間最容易缺乏葉酸，也最危險，常導致出血、流產、早產、生產困難、嬰兒容易夭折或是罹患先天性貧血。

孕婦在懷孕期間，皮膚上出現灰褐色的妊娠紋，只要每餐飯後吃五毫克葉酸就會很快消失。服用避孕藥的婦女，對葉酸的需要量增加，也常會出現這種灰褐色的斑紋。

小動物若缺乏葉酸，發育會不正常。同樣地，婦女在懷孕期間，若服用破壞細胞中葉酸的藥物，可能會生出畸形兒及智障兒。只要在懷孕之前每天服用一毫克葉酸，懷孕期間每天服用五毫克就已經足夠；若需要治療貧血，則每天服用一到三次，一次五毫克。

葉酸並沒有毒性，每日服用四百五十毫克仍然對人體無害。在沒有醫師處方時，美國的食品藥物管理局限一次只能補充〇・一毫克，所持的理由是蔬菜等食物中已經含有大量的葉酸。這項規定有些矯枉過正。不吃肝臟、酵母粉及蔬菜的人，每天應該額外補充一到五毫克，以避免因缺乏葉酸，而導致皮膚褐斑、感染疾病、倦怠、流產、畸形兒或智障兒。

缺乏維生素B_{12}造成的貧血、倦怠等情形，不容易發現，經常延誤治療的時機，而造成無可挽回的終身癱瘓。

身體中必須有葉酸及生物素兩種維生素，泛酸才能充分被利用。肝臟、腎臟、心臟、酵母粉、小麥胚芽、腦、全麥麵包、穀物及綠色蔬菜等，都含有泛酸。因為泛酸遇熱即變為不穩定，因此在裝罐及過度烹調的食品裡，都會遭到破壞。一般人的需要量為五十毫克以上，但是每天的攝取量卻只有三到五毫克。

泛酸缺乏所產生之症狀

愛荷華州立醫學院附屬醫院所作的一個實驗中，由州立監獄的罪犯選出自願的受試者，觀察人體缺乏泛酸時的反應。年輕的受試者有倦怠、頭痛、暈眩、虛弱、心跳加速、抽筋、持續感冒、上呼吸道感染疾病等症狀；並且變得沮喪不安、消沉、怨恨、暴躁易怒、挑釁等，也有血糖持續偏低、雙手顫抖等其他症狀。血液中的伽瑪球蛋白數量減少，沉降速率增加，容易受到感染，即使接受預防注射，也無法產生抗體。

在飲食沒有改善之前，所有的症狀都會繼續惡化。受試者無法入睡，雙腳有燒灼疼痛的感覺。腎臟衰竭，血壓偏低，胃酸、消化酵素分泌減少，腸道蠕動減弱，並且有消化不良、腹脹、便祕的情形產生。這些飲食營養均衡，只缺乏泛酸的受試者，在六個星期後，健康情形極度惡化。即使每日補充四千毫克泛酸及可體松，仍然恢復得很慢。

身體的每一個細胞都需要泛酸，否則無法將醣或脂肪轉化為能量，也無法利用對胺基苯甲酸及膽鹼。缺乏泛酸時，腎上腺特別容易受損，變成腫大或出血，無法分泌皮質素及其他荷爾蒙。在任何一種壓力狀態下，如疾病、傷害、藥物副作用、燙傷、外科手術、情緒低落等，需要更多的荷爾蒙時，對泛酸的需要量也相對增加。事實上，經常服用泛酸與補充可體松同樣有效。

老鼠缺乏泛酸而受到細菌感染，嚴重程度與缺乏的時間長短成正比。最先產生的明顯症狀是容易受到感染。當人們受到傳染病的威脅，但腎上腺功能正常，扁桃腺、淋巴腺等會縮小。只有在缺乏泛酸及其他營養素，導致腎上腺功能異常、扁桃腺淋巴腺腫大，才會真正感染疾病。

缺乏泛酸也是造成過敏的主要原因，餵食牛奶的嬰兒之中，有百分之六十都曾經有過敏的現象，母乳中則不虞匱乏。牛奶、罐裝鮮乳及嬰兒配方食品中所含的泛酸，在消毒的過程中大部分都已經流失，這種過敏可能終其一生都無法根治。然而，只要營養充足，特別補充豐富的泛酸及維生素C，過敏很快就會消失。缺乏泛酸，另外還會有血糖過低、持續倦怠、暈眩、緊張、頭痛，甚至暈倒等症狀。健康人的血糖，因轉化為能量而降低，身體中所儲存的澱粉或肝醣，會立即轉化為葡萄糖，補充血糖的濃度。如果所儲存的肝醣已經消耗完畢，沒有吃其他的食物補充，腎上腺分泌的荷爾蒙會立即使身體中的蛋白質，特別是淋巴組織分解成脂肪及醣。這些醣有時候會補充血糖至正常濃度，而一部份轉變為肝醣儲存以備未來之用。

泛酸充足的動物在承受壓力時，血糖濃度仍然維持高水平，儲存在肝臟中的澱粉（肝醣）量立刻增加七倍，準備在任何緊急狀態下隨時補充能量。人體與動物一樣，缺乏泛酸時，無法製造可將蛋白質轉化為醣（及脂肪）的荷爾蒙，血糖持續偏低，導致哮喘、暴躁、胃潰瘍等症狀。

很多藉助可體松（皮質素）治療的疾病，例如關節炎、安德遜氏病（Addison's disease）、紅斑性狼瘡（Lupus erychematosus）等，都是由於缺乏泛酸所引起。體重過重又缺乏泛酸的人，容易罹患關節炎及痛風兩種疾病。但可體松毒性很強，不可過度使用。補充足量的泛酸、維生素C、抗壓力維生素及其他必需的營養素，強化本身的腎上腺功能，自行分泌足夠的皮質醇，才是對抗疾病的根本之道。

除了皮質醇之外，腎上腺分泌的荷爾蒙大約有三十種，需要泛酸才能合成。例如，腎上腺可以分泌大量男性荷爾蒙，而女性在更年期後，如果腎上腺的功能健全，也能分泌女性荷爾蒙，否則就會造成各種不適症。雄性動物缺乏泛酸時會導致不孕，雌性動物則容易流產，或產出畸型的眼睛及腦部受損的下一代。

人類對泛酸的需要量，隨著每天所承受的壓力大小而異。泛酸是沒有毒性的。紐約大學醫學院的瑞里（Dr. E. P. Ralli）博士在一個實驗中，讓年輕的受試者以不補充泛酸及每天補充一萬毫克的泛酸作比較，在冰水中進行游泳的壓力測試。測試結果顯示，泛酸對於人體有多重保護作用。例如，防止人體的蛋白質遭到破壞；防止血糖濃度及血壓下降；避免骨骼中的鈣質流失等。

健康的成人每天攝取三十到五十毫克泛酸最適當；罹患關節炎、傳染病，及有過敏症狀的人，在均衡膳食的三餐飯後、正餐之間及睡前各服用五十至一百毫克的泛酸，能加速恢復健康。一旦症狀減輕時，三餐飯後服用五十毫克即可。當壓力減輕時，如果飲食中加上酵母粉、肝臟或是小麥胚芽，則每天最多服用一百毫克。但長期單獨服用過量的泛酸時，需要增加維生素 B_1，否則會導致神經炎。

維生素 B_6 缺乏問題多

另一種維生素 B 稱為吡哆醇（Pyridoxine），也稱為維生素 B_6。酵母粉、糖蜜、麥麩或小麥胚芽、肝臟、心臟、腎臟等含量都很豐富。而在烹調、裝罐、曝曬或長期儲存後即會流失。

在前述以愛荷華州立監獄內囚犯為對象的試驗中，也包括缺乏維生素 B_6 的研究。受試者在一個星期後，就開始有頭痛、嚴重的口臭、暴躁易怒、暈眩、極度緊張、昏睡、意志力不集中等現象，還有灼熱的疼痛感及腹絞痛，不久，生殖器周圍開始紅腫而發癢，有些人會腹瀉或生痔瘡。

每個人都開始貧血、噁心、嘔吐、頭皮屑非常多，嘴巴及舌頭疼痛。白血球像準備對抗入侵的病菌一樣激增，而同樣具有抵抗病菌功能的淋巴球數量卻降得非常低；血液中的尿素及尿酸含量激增，大量的氮隨著尿液排出，表示蛋白質在體內無法正常利用。

有時缺乏者的眉毛會發生脂漏性皮膚炎，手部乾燥、破裂或疼痛；無法入睡，精神不濟，所有的症狀會繼續惡化，即使每天補充六百毫克維生素 B_6，仍須四到六個星期，緊張及頭痛才會消失。

醫院裡的病患所吃的食物若缺乏維生素B_6，也同樣會情緒低落、嘴部及舌頭疼痛，以及有失眠、極度虛弱、神經緊張、暈眩、嘔吐等現象。最嚴重的情形是濕疹，首先出現在頭皮及眉毛上，再蔓延到鼻子周圍及耳後。在愛荷華醫學院所作的實驗中，濕疹甚至蔓延到生殖器附近。有一個已經患有濕疹的病患，病情迅速惡化，但在服用維生素B_6後，很快就恢復正常。研究人員發現，其他病患在住院期間，攝取醫院的「均衡飲食」後都患類似的濕疹。

維生素B_6輕微缺乏時，只會出現一、兩種症狀。例如，雖然服用過多的鐵質，仍然長年倦怠或貧血，甚至需要輸血，服用維生素B_6後，很快就會恢復正常，但是停止後則會復發。同樣地，長期的偏頭痛在補充維生素B_6後也會消失。維生素B_6不但可以治好痔瘡，免除開刀之苦，對於神經緊張或失眠的人，也有鎮靜神經的功效；懷孕期間的害喜嘔吐、暈船、暈機及鈷六十放射線治療所產生的副作用，服用維生素B_6也有很好的效果。

維持腦部正常功能也需要維生素B_6。例如，若為了抑制癌細胞的生長，刻意避免含維生素B_6的食物，會使病人產生類似癲癇的抽搐現象，不論成人與兒童都會發生。

幾年前，婦產科醫師推薦的某種嬰兒奶粉，因為嚴重缺乏維生素B_6，使數百名嬰兒產生類似癲癇的抽搐現象，在注射一百毫克維生素B_6後，嬰兒的腦波恢復正常，抽筋也停止了。

維生素B_6還能維持血液及組織中鎂的正常含量，同時，鎂有助於活化許多含有維生素B_6的酵素，這兩種營養素在體內相輔相成，才能維持身體健康與正常的功能。例如，癲癇性抽搐症患者，單獨服用維生素B_6或鎂不會有任何效果；兩種同時服用則效果十分顯著而且迅速。

不飽和脂肪酸、亞麻油酸及蛋白質中的多種胺基酸，需要維生素B_6才能充分為身體利用。否則無法構成組織，也無法合成卵磷脂，使血液中的膽固醇保持正常；胺基酸類的色胺酸若無法由身體正常利用，所產生的黃尿酸（Xanthurenic acid）會隨尿液排出，可以由尿液中測出，即表示身體中缺乏維生素B_6。尿液中黃尿酸的含量愈高，維生素B_6缺乏的程度愈嚴重。

孕婦、服用避孕藥的婦女，患癲癇症、糖尿病、貧血、草酸性腎結石等患者的尿液中，都含有大量的黃尿酸；而患癲癇症及糖尿病的患者，都有需要補充大量維生素B_6。

婦女在懷孕期間，對維生素B_6的需要量激增，由於害喜所產生的各種不適症狀，例如噁心、嘔吐、貧血、頭痛、神經緊張、腿部抽筋、出血、水腫等，在服用維生素B_6後都有很好的效果。

美國德州聖普利森醫院約翰・艾里斯醫師，發現維生素B_6是非常有效的利尿劑。患有嚴重水腫的孕婦，三餐飯後及睡前服用二十五毫克維生素B_6，在一個星期之內減輕十三磅，也有人在十二天內減輕八磅。服用避孕藥的女性，也會有類似懷孕的各種不適症狀，甚至糖尿病、癲癇症等，都是因為維生素B_6的需要量增加，未及時補充所造成。

每天服用二十五毫克以上維生素B_6，可以治療各種神經失調，例如抽搐、顫抖、腿部抽筋等。對於肌肉衰弱、行走困難、膀胱控制功能失常、尿床、各種硬化症等，也都有顯著的效果。因為吸收不良引起的皮膚炎或濕疹，每天服用六百到一千毫克維生素B_6，卻無法完全根治；改為每天塗敷每茶匙五十毫克B_6含量的軟膏，卻能很快見效，尿液中的黃尿酸也消失了。如果飲食中維生素B群的攝取量都很充足，特別是維生素B_2，並且有足夠的鎂，維生素B_6的吸收便能顯著增加。

維生素B_6對於人體有各種令人驚奇的保護作用。例如，對於防止蛀牙特別有效；如果鎂的攝取量充足，還可以預防腎結石。如果只缺乏維生素B_6，會形成草酸性腎結石；若維生素B_6與鎂同時缺乏，則形成鈣磷性腎結石。在動物實驗中，如果食物中維生素B_6不足，尿液中的黃尿酸含量非常高，使膀胱受損，容易造成膀胱癌。人體是否有類似的反應，則有待證實。

維生素B_6的攝取量依每日所攝取的蛋白質、脂肪，特別是不飽和脂肪酸的多寡而定。美國國家科學研究委員會建議，成人每日應該攝取維生素B_6二毫克，軍隊的伙食依此標準製作，但是軍人的尿液中卻含有大量的黃尿酸，表示維生素B_6嚴重不足，因此這個標準偏低。孕婦每天需要十毫克才能預防噁心、害喜；若已經有害喜的現象，則需要兩百五十毫克才能消除。同樣地，一個星期大的新生兒，需要十毫克才能治療抽筋，八毫克仍然不足；而停藥後，在五天之內，抽筋又會再度復發。

無疑地，有些人的體質需要較多的維生素B_6，如果察覺有缺乏的症狀，則每餐服用五十毫克，最好再服用等量的維生素B_2，幾個星期內即可恢復健康，然後可降低至每日十毫克，再補充酵母粉及其他天然食物。醫師的處方中，有時劑量高達三千毫克，雖然沒有中毒的現象，但是劑量太大，反而造成浪費。

一般所謂的「營養強化麵包」，都沒有添加本章中所討論的任何一種維生素B。根據統計資料顯示，在美式的日常飲食中，維生素B的攝取量多半不足。

11 菸鹼素可改善憂鬱

菸鹼素可使人樂觀

幾家歡樂幾家愁，並不完全是偶發事件。憂愁的人也許有更多快樂的條件，但由於缺乏菸鹼素，卻使他們身在福中不知福。這種維生素B又稱為菸鹼醯胺、菸鹼酸及維生素B_3。許多人患有致命的癩皮病，也是缺乏菸鹼素所引起。

菸鹼素最豐富的來源是肝臟、酵母粉、小麥胚芽及腎臟；有一些存在魚類、蛋及堅果中，其他的食物均不容易獲得菸鹼素。如果腎上腺的功能正常，飲食中蛋白質、維生素B_2及維生素B_6充足，身體能由蛋白質中的色胺酸製造出少量的菸鹼素。

牛奶中幾乎不含菸鹼素，因此，嬰幼兒缺乏菸鹼素的情形非常普遍，以致經常引起嚴重的腹瀉。將一百毫克的菸鹼素片劑壓碎，直接抹在嬰兒的舌頭上面，也可以加入開水或牛奶之中，一天就可以止住腹瀉。更好的方式是在開水或牛奶中加入酵母粉，除了豐富的菸鹼素，還包括所有的維生素B群。

在缺乏菸鹼素的實驗中，受試者首先出現的是心理上的反應。原本堅強、樂觀進取及積極的人，好像換了一個人似的，變得懦弱、恐懼不安、多疑、思想混亂、焦慮、憂鬱、健忘、特異獨行。這些人變得悲觀消沈，就像典型的「憂鬱星期一症候群」。稍微遇到挫折就一敗不起。幸好這些症狀在服用菸鹼素後，幾個小時之內就能夠恢復正常。

一個人輕微缺乏菸鹼素時，舌頭上細菌孳生，長滿了舌苔，口臭、口角潰瘍，容易患文生氏症（Vincent's disease）或口腔炎；並且緊張易怒、頭暈、失眠、復發性頭痛、記憶力減退等。皮膚出現類似日曬的灼傷，曬到太陽就更惡化；接著皮膚變黑，乾燥、脫皮，同時會產生貧血及消化不良，胃部無法分泌足夠的消化酶、消化液及胃酸。便祕及腹瀉交互發生，很快就變成持續性的腹瀉。

經常因為嚴重腹瀉而必須就醫的患者，改善飲食後，每餐服用一百毫克菸鹼素，消化功能在幾天之內就恢復正常。

如果菸鹼素繼續嚴重缺乏，痴呆、沮喪、敵意及多疑等情形會更加惡化；患有癩皮病後，會轉變成為暴力傾向、知覺喪失、精神恍惚的現象，精神病院裡有很多這類病患。

菸鹼素對精神病患治療的功效

加拿大的亞伯・霍夫（Abram Hoffer）醫師，是第一位發現大量的菸鹼素可以治療精神分裂症的醫師。他讓患者每一餐服用一千到三千毫克菸鹼素或菸鹼醯胺，加上等量的維生素C及高蛋白飲食，維持正常的血糖濃度，百分之七十五到八十五的患者恢復健康，但是菸鹼素停止服用後很快便會復發。這種治療方法為許多精神科診所採用，治療效果可達百分之七十五以上。但是卻時常受到心理醫師的強烈抨擊，因為他們認為這種方式延誤了心理治療的時機。

霍夫博士所治癒的病患及家屬，沒有人不是由衷地感謝。其中有一位聰明美麗的女士，自從六歲開始發病，二十五年來不斷求醫，總是感到恐懼和沮喪，想要結束自己的生命，甚至想殺死自己最疼愛的小女兒；她也怕被家人瞧不起，每天早晨醒來，恢復理智後，她覺得那些念頭真是不可思議。

她說：「那是一種極度不安的感覺」。在承受多年別人無法想像的折磨與痛苦後，霍夫博士給了她新的人生。

另外有一位母親告訴我，她的獨子不但是大學裡傑出的運動員，而且品學兼優，由於一次激烈的考試競爭，巨大的壓力使他不堪負荷，突然倒在地上，不省人事，醒來變得不說話，也聽不懂別人所說的話，只是不斷撕扯自己的衣服，大小便也失去控制，家人都束手無策。

幾個月後，他們向霍夫博士求助，終於使這位年輕人恢復健康，準備開始找工作。那個活潑的年輕人告訴我，當他不想再吃藥時，無精打采、沮喪、思緒混亂等情形又再度復發。我為他設計食譜以調理飲食，並讓他長期服用足量的菸鹼素。

精神分裂症的患者，早期治療復原的機率較大。然而霍夫博士有一位患病已經十九年的病人，服用大量的菸鹼素及維生素C後，五天後就已經復原。有精神分裂傾向的人，通常對菸鹼素的需要量較大。

有些研究人員認為，這些潛在的病患無法正常利用菸鹼素，原因可能是腎上腺衰竭。在壓力過大時，會立刻發作使精神崩潰。尤其是成長迅速的青春期，對所有的營養素需要量最大，危險性也最高。

霍夫博士及其同事奧斯蒙博士，共同設計一份霍・奧氏診斷試驗，這是一系列診斷精神分裂症的測驗題，準確度非常高。他們曾以高中生為測驗對象，結果顯示，有百分之十五的受試者有精神分裂傾向；顯示他們有缺乏菸鹼素的情況。以不良少年及罪犯作測驗時，百分之八十都有精神分裂傾向；酗酒者的比例更高。給他們良好的飲食及大量的菸鹼素及維生素C，有助於保持理智。

菸鹼素與犯罪行為

許多謀殺及犯罪行為都與精神分裂有關。自殺是大學生死亡的主要原因，也大多發生於精神分裂患者。讓一群大學生作團體治療，服用大量菸鹼素，便不再發生自殺的事件。總有一天，人們會瞭解到，唯利是圖的食品工業，漠視大眾的健康，在市場上大量販售過於精製及過度加工的食品，對社會上驚人的犯罪率、自殺率及酗酒人口，必須負一份責任。

菸鹼素沒有毒性。霍夫博士曾經讓一個精神失常的病患，每隔四十八個小時服用一千毫克，病人恢復正常，不再復發。單獨服用菸鹼素一個小時後，通常會使皮膚發紅、生疹子，有時會更嚴重，最好經過醫師處方。

菸鹼素的需要量很明顯地因人而異。幾年以來，我讓精神失常的病患每餐服用一百毫克的菸鹼素，再加上酵母粉、肝臟，或其他天然的食物來源，一直都有很好的效果。對精神分裂症有更深入的瞭解後，我建議所有的青少年及大學生，在感受到巨大的壓力時，每天服用一百毫克菸鹼素。如果所有不良少年及罪犯，在假釋之前服用大量菸鹼素，這些人再回籠的比率就可以大幅降低。

良好的營養對大腦也有影響。一個營養良好的人，除了感覺到精力充沛之外，也不會再有「憂鬱的星期一」了。

12　維生素B_2的功用

缺乏維生素B_2可照鏡子發現

維生素B_1、B_2及菸鹼素，早已經能用人工合成，這些都是價格低廉的維生素。肝臟是維生素B_2（核黃素）含量最豐富的自然來源，其次是酵母粉，而這些食物在日常飲食中並不普遍，因此最實際的來源是牛奶。葉菜類中也含有這種維生素，但必須煮熟才能為人體所吸收；生菜沙拉中維生素B_2之可利用率甚低。

許多專家都認為，美國人最缺乏是維生素B_2。亨利・柏斯克（Henry Borsook）博士研究第二次世界大戰期間兵工廠的工人們，發現有百分之六十都出現缺乏維生素B_2的徵兆。就我個人的經驗，一個人如果每天喝不到一公升牛奶，幾乎都會出現這些症狀。

缺乏維生素B_2時所發生的症狀很容易看得出來，在臨床研究中，受試者最普遍出現的症狀是舌頭呈紅色或紫色，原因是污濁的血液累積在味蕾。早期先由嘴唇發生變化，下唇先受到影響，出現垂直或細小的皺紋，不久便會消失，嘴唇會出現皺褶，並且呈現粗糙、龜裂、脫皮等情形。你可以從鏡子裡很清楚地看到這些症狀。

當情況惡化時，嘴角會裂開，通常不會流血，只會疼痛，臉頰上裂開的程度可能有一、兩公分，嘴角內部更嚴重。必須服用維生素B_2加以治療。

如果維生素B_2繼續缺乏，嘴邊會出現放射狀的皺褶，像吹口哨一樣，稱為「口哨紋」，可能會延伸到嘴唇與鼻子的中間部位。口紅的顏色常會順著這些紋路蔓延，形成不規則而滑稽的模樣。因為大多數的人常會對著鏡子作出誇張的笑臉，因此不容易看出自己的口哨紋，必須使臉部肌肉放鬆，才能看得出來。

如果長期輕微缺乏維生素B_2，並不會出現裂縫，而是上唇變得愈來愈薄。在很多病例中，患者的上唇消失。有這種情形的婦女，常把口紅塗得太高。上唇消失的情形，較常發生於年長的人，他們總是抱怨假牙裝得不好；而不裝假牙的人，也會有同樣的情形。我看過三十歲甚至更年輕的人，也有口哨紋及日漸萎縮的上唇。

維生素B_2對視力的影響

缺乏維生素B_2，早期出現的症狀是眼睛畏光，像缺乏維生素A一樣，這些人戴上墨鏡會覺得比較舒適。維生素A及維生素E充足的人，夜晚的視力正常，但是在昏暗的光線中卻看不清楚，必須有明亮的光線。當B_2缺乏情況繼續惡化時，眼睛會流淚，眼瞼會發癢或是灼熱，或是覺得有灰塵或異物進入眼睛，因此，這類人常會揉眼睛。

更嚴重時，兩眼會充血。含有維生素B_2的酵素，會結合空氣中的氧，供給眼角膜的細胞或眼部的組織；當維生素B_2缺乏時，會在眼部組織中形成細小的血管，以便補充氧氣；如果維生素B_2

充足，血液就會撤走，但由於血管不會消失，因此，只要缺乏維生素B_2，血液就會立即充滿，使眼睛再度充血。

臉頰的皮膚也常會有類似的充血情形。正常的皮膚表層沒有血管，但缺乏維生素B_2時，卻會出現肉眼可見的微血管，使臉頰的顏色變得特別紅。通常出現在眼下或是下顎，甚至延伸至耳際。酗酒者的鼻子上，有時整個臉部的皮膚都常見到這種紅色。

當營養充足時，這些症狀就會消失。所需的時間，視嚴重的程度、維生素的攝取量及吸收的完整性而定。我曾經看過充血的眼睛在二十四小時內恢復正常。臉頰上分布的微血管，在改善飲食後二到四個星期就消退不見，但是有些仍然存在。

在缺乏維生素B_2的實驗中，受試者鼻子、下巴及前額的皮膚都有出油的現象，並且出現類似白頭粉刺的面皰，眼角也像嘴角一樣出現裂痕，早晨醒來時，眼皮會因為油脂分泌過多而睜不開。鼻子底部則可能形成裂痕及油性的粉刺。

以各種不同動物作實驗，在缺乏維生素B_2時，都會患白內障，及時補充就會消失；否則情況惡化後，便難以恢復。人類缺乏維生素B_2，充分補充時眼睛通常可以在兩週左右恢復正常。

缺乏維生素B_2時，會出現兩眼充血，嘴唇及舌頭異常等症狀，缺乏各種胺基酸及維生素B_6的人，也會出現這些症狀；因此，這些情形常發生混淆。動物若缺乏其中任何一種營養素，則會罹患白內障，必須對於所缺乏的營養素加以補充。

值得注意的是，維生素B_2本身並不具有重要作用，它只是人體各種酵素的成分之一。這些酵素的主要成分，是由必需胺基酸所構成的蛋白質，缺乏任何一種原料，都會使酵素不足。維生素 B_6 有助於結合胺基酸，組成酵素中的蛋白質。而服用維生素 B_2 的原因，是因為 B_2 較容易缺乏，所以通常和維生素 B_6 一併服用。

相反地，如果維生素 B_2 充足，而症狀卻未消失，則可能是缺乏蛋白質或維生素 B_6。這些症狀都是由於某種酵素的不足，而非單獨缺乏任何一種維生素所引起。

身體中多種營養素有著複雜而密切的關係，並且互相牽連。牛奶、優格中含有維生素 B_2，也含有維生素 B_6 及必需胺基酸；優格中含有已經消化的蛋白質，並且供給食物，使細菌能夠製造維生素B群，以便供應將來的需要。

很多人在改善飲食後，無需再戴眼鏡，眼科醫師說病人的眼睛比以前更健康。雖然維生素 B_2 很重要，更重要的是營養均衡而充分的飲食，才能有這種效果。

老年人視力也可獲得改善

年老而有視覺障礙的人，都是由於多種營養缺乏所引起，幾乎沒有例外，很多人卻以為年老而視力衰退是無可避免的事實。我在一個婦女社團主持一系列的講座，會員包括六十到八十歲的老太太，我企圖在觀眾之中找到沒有出現缺乏維生素 B_2 症狀的人，卻大失所望。

我記得其中有一位八十歲的女士，她的下眼皮浮腫得很厲害，好像藏了半湯匙的淚水。她已經放棄閱讀、看電影，甚至電視。在改善飲食兩天後，她已經可以看報紙，後來她還為孫兒們縫衣服。

老年人的視力是可以改善的，不應該因為視力不良放棄許多活動，而應該積極改善營養，使模糊的視覺恢復正常。幾年前，史派斯博士（Dr. Spies）曾經對於家境貧窮，買不起牛奶的兒童作過研究，發現他們之中竟有很多「視力老化」的症狀，包括流眼水、灼熱、視覺模糊等；在補充牛奶及足夠的營養後，很快就恢復正常。

我所看過最嚴重的病例，是一個只喝豆漿的三歲幼童。這些視覺的障礙，不論老人或幼童，在飲食中增加牛奶、酵母粉及肝臟後，都能很快恢復正常。眼睛嚴重充血時，最好服用維生素B_2加以治療。乳糖會增加維生素B_2的需要量，飲食中必須攝取充足的脂肪。

許多營養缺乏的症狀，大都是由於缺乏維生素B_2所引起，絕不可掉以輕心。臉色過於紅潤的女性，最好先不要沾沾自喜，應該對著鏡子仔細檢視自己，也許應該及早改善自己的飲食。

13　增強精力的維生素 B_1

維生素 B_1 不是萬靈丹

維生素 B_1 又稱硫胺素，是一種廉價而可以人工合成的維生素，很多食物中都有添加。許多人服用維生素 B_1 或少數幾種維生素B群，就自以為可補充所有的營養。維生素B群的作用是相輔相成的，單獨攝取任何一種或其中之數種，只會增加其他種未補充的需要量，使攝取不足的部份因為缺乏而造成身體異常，反而弄巧成拙。

充份攝取維生素 B_1 有助於能量的產生。但讀者切勿誤會，而大量服用維生素 B_1 片劑以消除疲勞。曾經有讀者這麼做。有一位疲勞過度的女士，每天服用大量的維生素 B_1 持續兩年。

她是一位女裁縫師，只有三十八歲，外表看起來卻好像已經有五、六十歲。雙眼充血，但她自己則認為那是工作過於緊張勞累之故。她的上唇似乎完全消失，細小的裂縫由嘴角向下延伸，臉上的每一道皺紋都顯得疲憊不堪。我真想勸她躺到床上好好休息半年。

她的頭髮在前一年之間幾乎掉光了，只剩下一些稀薄而散亂的白髮，神經緊綳，時常抽搐、失眠、焦慮過度而感到沮喪，膝蓋內側長滿濕疹，幾乎無法坐下，也因為疲倦而無法久站。

在仔細問過許多問題後，我終於找出真正的原因。她時常感到疲倦，並且聽說維生素 B_1，可防止疲倦，在服用初期，真的有不錯的效果，當效果逐漸消失以後，她向藥劑師要求劑量最高的維生素B_1片劑，不久又再度失效；於是她再增加劑量至每天四片。

我很難讓她相信服用維生素B_1是不當的，她也不願意放棄。我看過許多類似的例子，患者出現各種維生素B的缺乏症狀，都是由於盲目服用維生素B_1所引起的，但沒有人像她那麼嚴重。

一知半解實在是非常危險。缺乏某種維生素時，由飲食中加以補充，便能有所改善；如果攝取過量，反而有害無益，只會造成其他維生素B的缺乏，就像這個例子一樣。

維生素B_1最豐富來源是小麥胚芽及米麩；肝臟中的含量並不多。種子發芽時需要這種維生素，因此它存在所有穀類、堅果、乾豆、豌豆、黃豆、扁豆，及由植物種子未經過加工精製的食物中，如花生醬、麵包及麥片等；肉類食品中腎臟、心臟及豬肉裡的含量最豐富。

在一個缺乏維生素B_1的實驗中，紐約大學醫學院的諾曼・喬利夫（Dr. Norman Jolliffe）發現，受試者在四天後，開始出現心臟周圍疼痛、心悸、呼吸急促、便祕、不尋常的倦怠及情緒沮喪等症狀，並且持續惡化。喬利夫博士以螢光鏡及心電圖檢查受試者的心臟，發現他們的心臟擴大，並且出現心臟異常的現象。在補足足夠的維生素B_1後，這些症狀在三到六天之內便消失了。

另一個類似的實驗是由梅約基金會主辦，受試者的飲食中，維生素B_1的含量是每一千卡路里零點二二毫克，相當於一般美國家庭的日常食物中的含量。為了確保其他營養充足，還加上酵母粉以補充維生素B群，但是其中的維生素B_1已經因加熱而被破壞。此外，還加上鐵、鈣、磷及魚肝油以補充維生素A及D。這樣的飲食，已經優於數百萬美國家庭的日常飲食。

所有受試者的性情都有所改變，脾氣暴躁、容易與人發生爭執、不合作、效率低落、健忘、懶散及消沈。這些情形日益嚴重。有時候受試者會顯得極度倦怠、失眠、便祕、對噪音敏感；手部及臉部經常麻痺失去知覺，低血壓、中度貧血、新陳代謝率降低；心悸、呼吸急促；心電圖顯示他們的心臟異常。以運動器材測量，他們的運動能力逐漸降低。在運動及天氣寒冷時，所有的症狀都會更嚴重。有時候受試者會因為過度衰竭而無法工作。腿部疼痛（神經炎）、胃酸減少甚至完全沒有。在第二十一週時，他們開始劇烈頭痛、噁心、嘔吐，以致實驗必須終止。

於是讓受試者服用維生素 B_1，幾個小時後，他們變得精神愉快、精力充沛，不再有疲倦感。其他的症狀則消失得較慢，胃酸的分泌在第十二天後，心臟則在第十五天後才恢復正常。

維生素 B_1 是形成酵素的一部份

雖然缺乏維生素 B_1 使身體出現各種症狀，但它的功能卻只有一種——作為人體酵素的一種成分，有助於將葡萄糖轉化為能量或脂肪。醣類分解產生能量，同時也形成丙酮酸及乳酸，含有維生素 B_1 的酵素便會將丙酮酸迅速分解為二氧化碳及水，乳酸則轉化成肝醣。當維生素 B_1 缺乏時，便無法產生這些作用，丙酮酸及乳酸累積在組織中，特別是大腦、神經、心臟及血液等；最後隨著尿液排出。將醣類轉化為能量的作用減緩，醣類及脂肪的燃燒不完全。丙酮酸及乳酸會刺激組織。由於脂肪無法單獨製造足夠的能量，身體便容易疲勞、倦怠、無精打采。

缺乏維生素 B_1 在適度補充後，疲倦感會戲劇性地消失。通常人們會喜出望外地說：「我比以前多做兩倍的工作也不會覺得累！」

缺乏維生素B_1時，也會使人性情改變，產生情緒低落、思緒混亂、健忘等症狀，原因有兩種，其一是腦細胞的活動需要由醣類所轉化的能量，而葡萄糖需要維生素B_1才能轉化為能量；其次，丙酮酸及乳酸累積在腦細胞中，會產生毒性。

在美國費城一家醫院裡，分別使受試者的飲食中缺乏各種維生素B群，而後再分別補充維生素B_1及綜合維生素B群時，進行一個心理測驗。在注射維生素B_1後，受試者的思路敏捷清晰、記憶力及判斷力都有進步；而在食物中補充所有的維生素B後，進步更大。遺憾的是，在各種情況下，智力均沒有進步。

缺乏維生素B_1會導致便祕及神經炎

維生素B_1缺乏時，也會引起消化不良，無法產生能量，致使胃及小腸壁的蠕動減緩；食物無法與消化液及消化酵素充分混合，已經消化的食物，也無法進入血液。胃酸減少或完全缺乏，又會使許多種維生素遭到破壞，蛋白質無法完全消化，礦物質無法溶解，因此會有腹痛、脹氣等症狀。如果營養再不改善，對健康會有更多不良的影響。

能量的產生受到干擾，影響大腸壁的收縮；廢物在大腸道累積過久，水分被大腸所吸收。廢物在大腸道累積愈久，變得愈乾硬，糞便愈不容易排出，這種情形就是便祕。

因此，在飲食中補充足夠的維生素B_1，有助於排泄暢通。除了腹瀉或嚴重的精神錯亂之外，排泄是身體產生能量的指標。當能量無法正常產生時，就會發生便祕；當能量恢復正常，排泄也會恢復正常。

缺乏維生素 B_1，體內的醣類便無法有效地燃燒，也是造成心臟異常的原因。輕微缺乏時，脈搏會從正常的每分鐘七十二次降到每分鐘四十到五十次。更嚴重時，脈搏在放鬆時會更慢，而緊張時加快。最後會持續變快，有時候可以達到每分鐘一百八十次以上。

細胞中累積的丙酮酸及乳酸，刺激心臟肌肉，是造成心跳加速及心臟水腫的原因。有一個十六歲的女孩，罹患甲狀腺腫大，在飲食中加入酵母粉後，第一個星期，她靜止時的脈搏就從每分鐘一百八十次降至每分鐘八十次。如果不及時補充適當的維生素B，情況會更加惡化；若維生素 B_1 過於缺乏，將很快導致死亡。

神經與腦部細胞一樣，需要燃燒醣類以產生能量。因此，維生素 B_1 攝取不足時，特別容易受到影響，引發各種神經炎，如三叉神經、帶狀神經、坐骨神經、腰部神經等。症狀的程度不一，從輕微的疼痛，到沿著神經通道的劇痛等。原因也是累積的丙酮酸及乳酸損壞神經細胞所引起，同時會刺激神經，造成頭痛、噁心及嘔吐。

在臨床及動物實驗中，缺乏維生素 B_1 時，並不會出現所有的症狀，這些症狀的輕重程度因人而異；甚至同一個人，每天所出現的症狀也有所不同。然而，不論人體或動物，同樣的症狀都會一再重覆。

14 粗食最好

糙米及全麥麵粉營養價值高

或許你認為，想要從天然的食物中獲得足夠的維生素B群似乎非常困難。我的方法可以提供給讀者作參考——二十年來，我們在家裡沒有吃過白麵粉做的食物，都是石磨將全麥磨成的全麥麵粉；通常是以有機肥料栽培的麥子，也就是說，不使用化學肥料。這種粗麵粉的美味當然非白麵粉所能及。

一般機器碾磨麵粉時，因為產生高溫，等於將麵粉加熱過，這樣所製成的食物，就像回鍋的剩菜一樣風味大減。而所謂「營養」麵粉，更是公開說謊，在精製的過程中，至少有二十五種原始的養分大量流失，三分之一的鐵質、維生素B_1及菸鹼素也被取代。

我經常自己做麵包，並且添加小麥胚芽。我認為做麵包是一種能夠使心靈獲得滿足的藝術創作，烤麵包的香味是居家生活中最大的享受。唯一的缺點是人們很難抗拒這種美味的引誘，容易吃得太多。

我向健康食品店購買麵粉，或是請他們在麵粉剛磨好時就送過來，第二天我就用這些麵粉作成麵包，把剩下的麵粉放進冰箱裡，否則在室溫下，其中的維生素E及天然的香味會被破壞掉。

麵粉和牛奶一樣，都不宜久存。

我們家裡唯一非自製的麵包，是向一位糕餅師傅購買的小麥胚芽麵包。我一次買很多，放在冰箱裡，小孩子都很喜歡吃。

我用石磨磨成的全麥麵粉做濃湯、酥餅、小點心，加上火腿或雞肉等，就是一道美味的晚餐。

小麥胚芽應該冷藏。如果買不到味道香甜的新鮮小麥胚芽，最好買烘焙過的。你也可以自行烘焙，把小麥胚芽鋪在烤盤上，用攝氏一百二十度烤到略呈焦黃即可。

小麥胚芽的用途很多。我最喜歡的待客甜點，就是用小麥胚芽代替麵粉作成的胡桃蛋糕。我很少讓家人吃麥片粥，因為其中的澱粉太多。否則，也一定到健康食品店買全麥製成的麥片，加上牛奶及小麥胚芽一起煮。孩子也喜歡烤過的小麥胚芽加上牛奶及新鮮的奶油。

米糠（碾米時去除的糠）中所含的維生素B群，大約是小麥胚芽的一半，不過它只能用來作成餅乾。糙米比白米好，我也常向健康食品店購買全麥的通心粉及義大利麵，並且放在冰箱中冷藏，或是購買專為糖尿病患者特製不含澱粉的小麥蛋白，這兩種口味都比一般的麵粉好。黃豆粉含蛋白質、膽鹼、肌醇及一些其他的維生素，我經常用來泡牛奶或製作鬆餅，作麵包及小餅乾也不錯。

這些食物在健康食品店都可以買得到，但應該謹慎選擇信譽良好的商店。有些健康食品店的經營者具備良好的營養知識，有些則推銷人工合成的營養劑，如卵磷脂、亞麻油酸等膠囊、酵母片等，這些東西並沒有太高的營養價值。

通常在健康食品店可以買到石磨磨製的全麥麵包、穀類食品、麥片及麵粉，均以低溫保鮮，不含防腐劑及未氫化的油脂；不加鹽堅果及不加糖或飽和脂肪的核桃醬；優格或乳酸菌。非即溶奶粉的營養，是一般即溶奶粉的兩倍；還有受精的蛋、安全的生乳、天然肥料栽培的蔬菜、水果等。和在一般商店選購食品一樣，必須注意食品的標示。

我所自製的優格，成本比市面上賣的低廉，而且味道更好。用六杯水、一杯半非即溶奶粉、一大罐煉乳、乳酸菌或三湯匙市售優格，混合均勻，倒進電動的優格攪拌器或是一個大瓶子中，溫度保持在攝氏四十到五十度之間，大約四個小時後，結成布丁狀即可。

優格可以直接吃，也可以加入冷凍濃縮柳橙汁作成聖代；也可以用新鮮或罐裝的水果，作成果醬或沙拉醬；用自製的優格加上香草及一大罐冷凍濃縮柳橙汁，攪拌後倒在紙杯裡，加上一支小木棒，就可以作成冰棒，小孩子都非常喜歡。

市面上的優格大都加入太多糖漬水果。優格是鈣質最好的來源，但是鈣質必須在酸性的介質中才能為人體吸收；糖則刺激小腸迅速分泌鹼性的消化液，阻止鈣質的吸收。自製的優格不僅價格低廉，也更適合家人的口味。

製作優格時，在發酵的過程中應該蓋上一條毛巾，以免牛奶中的維生素B_2被光線破壞。用鮮奶作優格通常不會成功；乳牛體內的盤尼西林溶解在鮮奶中，會殺死乳酸菌，罐裝的牛乳及奶粉則否。

許多食物中都含有維生素Ｂ。動物的腦含有豐富的膽鹼及肌醇，用培根包起來烤，或塗在火腿或甜麵包上。有些人喜歡把卵磷脂拌在花生醬裡。等量的蜂蜜及花生醬，再加入足夠的小麥胚芽及非即溶奶粉，就可以做成可口的甜食。

只加鹽，不含其他添加物的堅果醬才是營養的。仔細閱讀食品的標示，避免氫化的食品，因為其中維生素Ｅ及亞麻油酸已經遭到破壞，使身體對膽鹼的需要量增加，並使血液中的膽固醇升高。堅果及堅果醬、卵磷脂，及所有的油類，在開封後都應該放入冰箱冷藏。

肝臟與酵母營養豐富

當我面對壓力時，每天早餐都吃肝類食物，烹調方法是兩面塗上植物油，將肝臟略為煎焦，不要蓋上鍋蓋慢慢煎熟。肝臟生吃或略熟，都比完全煮熟有營養。各種肝類都含有豐富的蛋白質、鐵、銅等礦物質，及所有抵抗壓力所需的維生素Ｂ群。價格最便宜的豬肝含鐵質最多。

不喜歡吃肝類又非常希望能擁有健康身體的人，我建議他們吃真空低溫乾燥製成的肝粉。兩大匙肝粉等於半磅新鮮的肝。有很多人每天吃，據說效果非常好。買不到新鮮肝類時，就把這種肝粉加進開水或番茄汁裡。但肝粉片的價格非常貴，三十片才等於四分之一磅新鮮肝臟的營養。

酵母粉不僅價格低廉，也是最好的維生素Ｂ來源，比其他食物更有營養。單獨食用酵母粉，就可以改善全球大多數人因為營養不良所產生的症狀，包括蛋白質攝取不足，以及多數婦女鐵質的缺乏；每個國家，不論男女，各種年齡層，都有微量元素礦物質缺乏的情形。

酵母在幾個小時之內就可以培養出來，無需廣闊的農地及農夫辛苦的耕耘。有人說新的食品從培養到推廣完成，需要三百年的時間，像馬鈴薯和番茄等即是如此。也許在數百年後，酵母可以解決地球上因為人口過剩所引發的飢荒。

酵母中幾乎不含脂肪、澱粉或糖，並含有絕佳的蛋白質，可以滿足食慾，增進基礎代謝率，消除無用的贅肉及脂肪。如果有所謂減肥食物，酵母應該當之無愧。健康食品店有各種酵母粉及酵母片，起初你可能要多試幾種，找出自己喜歡的口味。

有些酵母的味道非常令人不敢恭維，不久前我遇到一個年輕人，他曾經在冰天雪地的阿拉斯加爬過山，他知道酵母可以補充體力，因此隨身帶著酵母，但是他發現味道令他難以下嚥。值得注意的是，食用未經煮熟的麵包酵母若在腸道生長，會吸收食物中的維生素B，作為自己的養分，反而使人體出現各種維生素缺乏的症狀。

酵母和咖啡一樣，很多人剛接觸時都不喜歡，習慣後自然就能接受。先從一匙酵母加在一大杯果汁中開始，逐漸適應後，再慢慢增加酵母的份量。

先從少量的酵母開始，否則消化不良的人，可能會吃不消。因為消化不良多半是由於維生素B不足，吃下酵母後，排出的廢氣愈多，表示維生素B缺乏的情形愈嚴重，需要吃更多的酵母。

酵母也是細菌的絕佳食物，如果胃酸或消化液分泌過少，許多酵母無法消化，腸道菌正好大快朵頤，因而產生廢氣。消化功能正常的人，不會產生廢氣，也不會有飽脹感。

自製強化牛奶營養多

如果你已經找到適合自己口味的酵母，可以加在牛奶中，使你一次得到所有足夠的營養，很快地便精力倍增。這種強化牛奶，除了維生素A、D及E外，還能夠供應人體所需要的營養素，包括必需胺基酸、亞麻油酸及所有維生素B群；如果再喝一杯新鮮柳橙汁，則可以補充維生素C及鈣、鎂和微量礦物質。

多年以來，我的家人每天早餐都喝一小杯自製的強化牛奶，當孩子趕著上學時，就喝一大杯當作早餐。這種強化牛奶的配方如下：

一公升脫脂、低脂或全脂牛奶，必須是衛生合格的鮮乳。
一茶匙或半杯酵母，依自己的口味而定
四分之一到半杯非即溶奶粉
一湯匙大豆油、花生油或紅花籽油或是綜合植物油
半茶匙氧化鎂
一湯匙卵磷脂；如果人體每一百CC血液中的膽固醇含量高於一百八十毫克，則應酌量增加
一或兩顆蛋，隨個人喜好
半杯冰的新鮮柳橙汁或葡萄汁；半杯香蕉或三、四湯匙切碎的鳳梨或冷凍草莓，或任何香味濃郁的水果

許多有益健康的食品，也可以隨個人喜好添加，如半茶匙鈣粉、一茶匙乳酸鈣或綜合礦物質；數湯匙小麥胚芽或優格等。如果要讓體內排出廢氣，在所有材料混合均勻後再慢慢調入四分之一杯檸檬汁，可以幫助消化。很多廢氣只是喝得太快時，無意間吃進去的空氣因為體溫而膨脹，使肚子發脹，最好用吸管慢慢喝。

很多營養豐富的食物，如肝臟、酵母、小麥胚芽及各種肉類，都含有豐富的磷及少量的鈣，但是缺乏鎂。身體中需要鈣質才能利用磷，當磷的含量超過鈣太多，會隨著尿液排出，同時也排出鈣鹽，使身體內原本缺乏的鈣質又被搜刮殆盡。

雖然牛奶是鈣質主要的來源，餵食牛奶的嬰兒，卻常因為缺乏鈣質而造成抽筋。尿液排出牛奶中過多的磷，也同時使鈣質在尿液中流失。最好能在牛奶中加入小麥胚芽，或是加入肝臟，補充牛奶中鈣的不足。每磅牛奶中使用酵母及卵磷脂時，必須加入四分之一杯乳酸鈣及一湯匙氧化鎂。有些廠商會在酵母中加入這些礦物質。

有一個在加州大學攻讀博士學位的年輕人，經常感到極度疲勞，怕自己沒有足夠的體力應付嚴格的考試。我建議他先以半磅肝臟當作早餐，雖然每天早餐時，堆積如小山的肝臟令他望而生畏，他還是勉為其難地全部吞下去，結果精神大振，如願通過考試。

15 綜合維生素B多吃有益嗎？

經常有很多人問我：「綜合維生素B可以無限制地使用嗎？」我不知道該如何回答，但願我知道答案是什麼。

綜合維生素B有其效用，我曾經建議患者在短期間內服用，我自己也試過。但是，沒有人知道，當某些維生素被忽視，而其他的攝取量又不成比例地偏高時，如果長期如此會有什麼害處。

這些綜合片劑通常包括一天所需的維生素B_1、維生素B_2、菸鹼素、少量的泛酸及維生素B_6；也可能包括其他的維生素，通常是沒有。在不實的標示中，常寫著這種片劑包括兩百到五百毫克的肝臟或酵母；四分之一磅的肝臟是十萬毫克，一湯匙酵母大約是四萬五千毫克。五百毫克能有什麼作用呢？

維生素B群的需要量

科學家曾經仔細地研究過，健康的動物及人體組織中，每一種維生素正常的比例及每天隨尿液排出的量有多少。適度的比例是維持健康的基礎，在吞下一粒綜合維生素B片劑之前，應先看清楚標示的部份：如果片劑中含兩毫克維生素B_1，應該包含等量的維生素B_2、B_6及葉酸；大約二十倍以上或四十毫克菸鹼醯胺、泛酸、對胺基苯甲酸；五百倍或一千毫克膽鹼及肌醇。關於生物素的需要量並沒有研究，維生素B_{12}每天只需一到三微克便足夠了。

不幸的是，大多數的綜合維生素B片劑中，只含有少量的維生素B_6及泛酸，卻不含膽鹼及肌酵；而維生素B_1的含量通常過高，葉酸在三十毫克以下，根本不成比例。

有很多人對某種營養素的需要量特別高。例如精神分裂症患者需要大量的菸鹼醯胺；孕婦則需要維生素B_6。在承受壓力時，所有維生素B的攝取量都要增加，特別是泛酸。此外，出現缺乏某種維生素B的症狀，例如缺乏維生素B_2而使眼睛充血，則對於所缺乏的維生素加以補充。但是最好由天然的食物來源攝取，例如酵母、肝臟或小麥胚芽等。如果長期單獨服用某種或某些維生素B，可能會使其他維生素B的需要量相對地增加，因此，會導致其他維生素B出現缺乏的症狀，反而弄巧成拙。

維生素B群的交互作用

在第二次世界大戰期間，許多人服用只有含三、四種維生素B的片劑，而患了濕疹，原因是他們都認為一天吃一片維生素B有益，多吃數片可能更好。我告訴他們立即停止服用這些片劑，通常在他們採用我所建議的飲食後幾天內，濕疹逐漸消失。我讓他們了解某些維生素B服用過量，會使其他未服用的維生素需要量增加，如泛酸、維生素B_6、對胺基苯甲酸、生物素等，而這些維生素如果缺乏其中任何一種，都會引起濕疹。不只是患濕疹，而且還有倦怠、便祕等各種症狀。

外出旅行時，想要從食物中獲得充足的維生素B是很困難的。我經常出外旅行，必須住在旅館裡，這時候我需要較多的維生素，為了趕場演講或晤談，預防疲勞是很重要的事情，因此我隨身攜帶綜合維生素B丸、酵母、肝粉或肝片等。

每天應該攝取多少維生素B？這個問題很難有明確的答案。食物本身的含量就有很大的差異，沒有兩個人需要量相同，每個人每天的需要量也不盡相同。

身體的每個細胞，都需要所有的維生素B，因此，每個人的需要量視細胞數量而定。如果你的體形矮小，細胞的總數較少，維生素B的需要量也較少。儲存的脂肪並不需要營養，因此，所謂需要量，是依標準的體重而非實際的體重而定。身體的架構愈大，特別是肌肉愈多，所需要的維生素B愈多。

維生素B_1是用來將醣轉變為能量或脂肪。因此吃愈多的澱粉或糖，就需要愈多維生素B_1。同樣地，如果你的飲食中含大量的脂肪，就需要更多的膽鹼及肌醇。所有的維生素B都與食物的利用有關，一個食量大的人比食量少的人需要攝取更多的維生素B。

因為維生素B與能量的產生有關，運動量或工作量愈大的人，需要量也愈大；工作時也比休閒時需要更多。睡眠愈少，需要量也愈大。

壓力愈沈重，維生素需要量愈多

在壓力狀態下，所有維生素的需要量都會激增，並且和壓力的程度成正比。一個人可能遭遇到離婚的困境，同時又長期承受工作壓力、睡眠不足服用安眠藥，並且感染鼻竇炎；同時有這麼多壓力的人，對維生素的需要量一定非常大。

我經常看到同時承受十五到二十種壓力的人。如果你也是其中之一，我建議有三種選擇；一、多吃酵母、肝臟、優格、小麥胚芽，甚至綜合維生素B丸；二、把壓力拋開；三、否則就會病倒。

維生素B群的需要量也和一個人所喝的水分多寡有關。幾年前，耶魯大學的喬治・柯吉爾博士，在一個實驗中強迫動物喝大量的水，結果造成維生素B群缺乏。喝酒的人需要更多的維生素B群以分解酒精。最近威斯康辛大學的科學家讓動物們喝咖啡，就造成維生素B缺乏。咖啡因刺激心跳，加速血液循環，通過腎臟的速率增加，因此，更多的維生素B在尿液中流失。關於茶還沒有類似的研究，但是結果和咖啡應該大同小異。

嗜喝咖啡的人，即使飲食非常營養，多數都有維生素B群缺乏的現象。我非常懷疑，白髮、甚至禿頭，是否與喝大量的咖啡有關。甚至於喝太多水也是弊多於利，並非明智之舉。

多年以來，我遇到很多維護健康的趣事。例如，有一位女士告訴我，她的早餐是全麥麥片，下鍋之前以手工現磨，並且加入乳清粉、骨粉、葵花籽、奶粉、酵母、米糠、奶油及粗糖。她的先生批評那像是大雜燴，令人無法忍受。即使如此慎重選擇食物，他們還是出現嚴重的維生素B群缺乏的症狀。最後我找出問題的癥結，原來他們不但相信一個人每天要喝八大杯水，並且身體力行。

大量的水分、啤酒、咖啡、冷飲，或任何液體，都會把維生素B沖出體外。天氣炎熱時，維生素B容易隨汗水流失，並大量的喝水，因此需要更多的維生素B。

你可以根據自己的身材、飲食、工作或運動量、壓力大小、飲水的分量等，每天適度調整攝取量。

例如，夏天我到山林中渡假時，偶而吃優格，每天只吃一匙酵母，通常加在果汁裡。工作量適中時，每天喝兩杯強化牛奶加四分之一杯酵母，再加上一些優格。承受壓力時，吃一杯優格、四分之一磅新鮮肝臟，或在強化牛奶中加兩匙肝粉；工作特別繁重時，吃些肝臟、優格、喝加入半杯酵母的一公升強化牛奶。

有一次，我在一次密集的講演中，應邀為醫師及牙醫師主講營養學，上課時間是從上午九點到下午五點，每個小時休息五分鐘。據說前一位講師在最後一堂課時，因為體力不支而昏倒。我知道想推廣營養學，就必須作成功的示範，事實上我也沒有把握。那天早餐，我吃優格、肝臟及強化牛奶；午餐時吃牛奶及龍蝦大餐，因為龍蝦含有豐富的肝醣，在蛋白質消化時，可以慢慢轉化為醣，支撐我的體力；每次休息時間喝四分之一杯強化牛奶。雖然我整天站著講課，不用麥克風，卻絲毫不曾感到疲倦。這次的經驗讓我深信，健康的人是可以避免疲倦的。

如果你從未感到疲倦，就表示你所攝取的維生素B充足，腸道菌相當活躍，反之亦然。最近有一個人告訴我：「當你發現其實可以不用那麼累時，才知道自己累慘了」。

16 降低膽固醇的維生素B

打通動脈，幫助血液暢流

在維生素B群中，至少有膽鹼、肌醇及維生素B_6三種維生素，具備一個重要的功能，即是維持血液中正常的膽固醇含量，缺乏其中任何一種，都會使膽固醇升高。

膽固醇在動脈中淤積，已是現代人的通病，很多研究人員認為，這是引發心臟病致死的主要原因。從一九一〇年以後，才開始出現膽固醇栓塞的病例。當時使用機器碾磨穀類，麵包及穀類食品中礦物質及維生素幾乎被去除殆盡。從此，這三種維生素B及維生素E嚴重流失，即使在所謂的營養麵粉中亦未添加。

如果日常飲食適當，則膽固醇會分解為細小的微粒，進入組織中，為組織所利用。反之，膽固醇無法被分解，顆粒太大，無法通過血管壁，而在血液中累積，造成所謂的動脈粥狀硬化。

血管內的空間變小，血液無法暢通，氧氣及養分難以到達組織，使組織逐漸受損；其受損的程度，依動脈粥狀硬化的嚴重性及血中膽固醇過高時間長短而定。

幾乎每一個美國人都有某種程度的動脈粥狀硬化。週歲以內死亡的嬰兒，在細小的血管中已經出現膽固醇。使用許多小兒科醫師所推薦的商業配方奶粉餵食小猴子，發現在牠們一歲大時，已經在血管中形成膽固醇栓塞的情形。

幾項關於成長中兒童的研究顯示，在他們十幾歲時，膽固醇會顯著增加。解剖韓戰中數百名陣亡青年的屍體，他們是正值發育巔峰狀態的青年，發現其中有百分之七十二冠狀動脈中已累積膽固醇，而在越戰中陣亡的美軍情況更糟。

科學家認為半杯血液中（約一百CC），如果所含膽固醇超過一百八十毫克，則對健康不利；超過二百六十毫克的人，則容易罹患心臟病。雖然尚未證實過高的膽固醇會引發心臟病，但確實會減弱心臟及全身血液的流通。

幸運的是，如果飲食適當，則膽固醇能再度被分解為微小的粒子進入組織中。實驗顯示，累積的膽固醇也能再度被分解，經由血液進入組織，使動脈恢復暢通。有時候這種過程可以看得出來，特別是眼睛周圍沈積的黃色膽固醇，若飲食調理得當，幾個月內會逐漸消失。

因冠狀動脈病變引發的高死亡率，使人們開始重視膽固醇對心臟的影響。有許多研究顯示，任何動脈中出現沈積的膽固醇，全身的動脈將無一倖免。

因膽固醇過高，導致嚴重的聽覺障礙；或阻塞眼部血管，產生視覺障礙。在降低膽固醇後，聽力及視力都能獲得很大的改善。

膽固醇過高的癮君子，死於肺癌的比例也比膽固醇正常的人高。另外，動脈因膽固醇過高而阻塞，經常造成腳部抽筋，特別是在夜晚，因為活動減少，血液循環不良所致。有些人因為氧氣輸送中斷，最後腳趾或整條腿潰爛，必須切除。

膽固醇的累積，也會影響血液輸送氧氣到腦部，使許多原本聰明的人，在晚年變得混沌、健忘、反應遲鈍及心不在焉。還有許多人因動脈變窄而影響血液循環；但在膽固醇降低後，氧氣的供應量增加，可以加速復原。

膽鹼及肌醇可降低膽固醇

很多人研究飲食對膽固醇的影響，但是很少人注意到膽固醇與維生素B的關係。膽鹼在利用膽固醇及固態（飽和）脂肪時非常重要，如果飲食中缺乏它，則將使大量的膽固醇累積在動脈血管壁上，繼而將引發血管硬化；補充膽鹼或卵磷脂後，即可恢復正常，因為卵磷脂中含膽鹼、肌醇及必需脂肪酸。

洛杉磯醫院的李斯特・馬里森博士（Dr. Lester M. Morrison），對六百個心臟病發後存活的患者作研究，其中一組只補充膽鹼，不作藥物治療；可隨心所欲地吃大量的奶油、蛋、肝臟及其他高膽固醇的食物。結果血液中的膽固醇降低，健康的情形很快獲得改善；有很多人重新回到工作崗位上。

另一組則作典型的藥物治療，例如服用苯巴比妥（Phenobarbital）、洋地黃（digitalis）及硝化甘油酯（nitroglycerin）等。兩組互相比較，前者心臟病復發的比例較少，死亡的人數更少。

類似的實驗中，馬里森博士給病患膽鹼、肌醇及肝臟，並供應所有的維生素B，結果顯示更好；病患呼吸急促及心臟部位病痛的情形減少，性慾增加，精神狀態及一般的活動也比平日更好。即使在他們的食物並不限制蛋、肝臟及奶油，膽固醇仍然可以降低。在一年的觀察期中，沒有人死亡；而另一組則有百分之二十五的死亡率，馬里森博士稱之為「醫療疏忽」。

卵磷脂與膽固醇

飲食適當時，肝臟會產生一種像蠟的物質，稱為卵磷脂，能將膽固醇分解為可進入組織的微粒。所以當卵磷脂不足時，膽固醇無法被分解，就會留在血液及動脈壁內。

卵磷脂是由脂肪、肌醇及不飽和必需脂肪酸所構成；同時還需要含有維生素 B_6 及鎂的酵素催化才能產生。任何一個要件不足，都會影響卵磷脂的合成，使膽固醇過高。充分攝取這五種養分，也能使膽固醇降低。

植物油是亞麻油酸的來源，有助於降低膽固醇。然而，同樣重要的膽鹼、肌醇、維生素 B_6 及鎂，則常為人所忽略。如果一個人的飲食適當，特別是這些養分足夠，就能自行製造身體所需的卵磷脂。

對於膽固醇長期過高，並患有心臟病的患者，每天服用兩匙卵磷脂，在三個月之內，膽固醇即顯著降低。這些病患當中，有很多人已經十年以上的時間，拒絕任何降低膽固醇的藥物治療。有時候每天服用一匙卵磷脂，也能使膽固醇降低。然而，卵磷脂膠囊中的營養價值則非常有限。

動物吃純粹的膽固醇及過高的飽和脂肪，會造成動脈硬化；此時食物中一定也缺乏鎂。膽鹼的需要量與固態脂肪成正比，缺乏適量的膽鹼，卵磷脂的產生將受到限制。然而，只要有足夠的卵磷脂，再多的膽固醇及飽和脂肪，都不會造成動脈硬化。

由於不瞭解卵磷脂的重要性，經常導致治療上嚴重的偏失。治療動脈硬化時，醫師幾乎完全限制病人的飲食，如不能吃蛋、肝臟、肥肉及由植物油攝取熱量等。

勞倫斯・金賽博士（Dr. Laurance Kinsell）讓膽固醇過高的患者，每天吃十個全蛋或十六顆蛋黃，或由三十二顆蛋黃提煉而成的蛋黃油，甚至六十克大約四湯匙純粹的膽固醇，只要飲食中有足夠的卵磷脂，受試者血液中的膽固醇都不會升高。

金賽博士還發現，卵磷脂本身能有效降低膽固醇，飲食中攝取不足時，奶油、蛋或其他含膽固醇的食物，才會增加血液中的膽固醇。

飲食對膽固醇的影響

醫師經常告知膽固醇過高的病患，多吃植物油而不是動物油，避免所有氫化的油脂，少吃豬肉及濃湯，避免固態食物性脂肪；每星期吃羊肉及牛肉不可超過三次。煮魚或烤魚及雞、鴨肉可以每天吃；因為魚油是不飽和的，雞鴨的脂肪則為部份飽和。

不幸的是，在飲食中增加脂肪，卻未同時增加維生素E，將會引發心臟病。此外，醫師經常禁止病患食用蛋、肝臟、腎臟、腦、魚貝類、奶油、牛油及全脂牛奶等絕佳的食物，而這些食物，特別是肝臟，含有降低膽固醇的養分。如果食物中完全不含膽固醇，身體便會自行製造更多的膽固醇。

雖然植物性食品中不含膽固醇，但很多植物性脂肪，不論自然或氫化，都比動物性脂肪更飽和，以致增加對膽鹼的需要，進而增加血液中的膽固醇。

乳瑪琳及甜點中常用的椰子油，是飽和脂肪。固態的脂肪，不論是何種來源，都會增加血液中的膽固醇，而液態油脂則否，例如魚油。體內儲存多餘熱量所形成的脂肪，也是飽和脂肪。所以許多體重過重的人，都有明顯的血管硬化現象。

瑞士、芬蘭及丹麥地區人們的日常飲食中，乳製品佔很大的部份，因此很少人死於心臟病。在肯亞地區，有些部落的人們每天喝九至十四公𠬝的牛奶，血液中的膽固醇非常低；其中熱量有百分之六十來自奶油，飲食中即有足夠製造卵磷脂的養分。

南加州大學醫學院的法蘭西斯・波特吉博士（Dr. Francis M. Pottenger Jr.）告訴我，在他的結核病療養所中的病患，飲食非常均衡營養，雖然食用大量的蛋、肝臟、奶油及全脂牛奶，卻沒有一個人的膽固醇過高。

我認為，膽固醇過高所造成的問題將逐年惡化。例如，人們經常用飲食的方式控制體重，利用一天只吃一餐，來供應整天的熱量。不論動物或人體，每天只吃一兩餐，膽固醇都會急遽升高；少量多餐則可以降低。

此外，很多標示含有植物油的食用油中，都含椰子油，椰子油是一種高度飽和的脂肪，像飽和的動物性脂肪一樣，會使膽固醇迅速升高。不幸的是，有些營養知識不足的小兒科醫師，卻也推薦含椰子油的嬰兒奶粉；有些則讓嬰兒們吃脫脂奶粉，其中完全不含製造卵磷脂所需要的亞麻油酸。

即使血液中的膽固醇長期維持在一百八十毫克以下，也不保證以後不會升高。膽固醇一旦開始累積，只能慢慢清除。所以維持均衡而低膽固醇的飲食，才是根本之道。

精製的食物，特別是精碾的穀類食品，對國人的健康危害至鉅。第一次世界大戰中的丹麥，及第二次世界大戰中英國人的例子，都明白地告訴我們，穀類中不去除胚芽，才可以確保維生素B的攝取量充足，促進健康，明顯地降低心臟疾病的死亡率。

我們還要容許貪心的少數商人，繼續危害多數人的健康嗎？

17 最早發現的維生素C

含豐富維生素C的食物

雖然在本世紀才開始使用維生素一詞，但維生素C卻已經有兩百多年的歷史，缺乏維生素C所引起的壞血病，在歷史上佔有很重要的地位。西元一七五四年，詹姆士・林德（James Lind）寫過一篇論文，說明檸檬汁可以預防及治療壞血病。

所有新鮮的食物都含有維生素C。其中最豐富的來源是柑橘類的水果、芭樂、青椒等，番茄汁、包心菜及新鮮的草莓等含量也很多。所以吃不到新鮮食物的人，容易得到壞血病。

維生素C有助於形成並維持膠原蛋白，使身體的全部細胞結合起來。膠原蛋白佔身體中蛋白質的三分之一，就像黏合磚塊用的水泥一樣，形成像果凍一樣的細胞保護層，稱為結締組織，主要集中在軟骨、韌帶、血管壁、牙床等，使這些組織強壯而有彈性。維生素C是形成膠原蛋白的主要物質，但同時，豐富的鈣質也是不可或缺。

鈣質雖不是身體結構的一部份，但像果膠一樣具有凝結效果。植物的果膠就像動物身上的結締組織一樣，都是由維生素C所形成，但必須加上鈣質才能鞏固。

堅固的結締組織非常重要。細胞壁只有幾個分子的厚度，幾乎任何有害的物質，如病毒、毒素、危險藥物、過敏原等，都能滲透侵入，而結締組織不易被滲透，可以保護細胞。維生素C缺乏時，結締組織破壞，缺乏鈣質則使它變得脆弱，防禦之門大開，敵人就入侵了。

血管壁必須能夠擴張或收縮，隨時供應足夠的血液到所有的組織，因此彈性及強度非常重要。正常的血管像橡皮筋一樣，非常有彈性。維生素C不足時，由結締組織連結單一細胞所構成的微血管首當其衝，血管壁破裂，血液漫流到組織中。這種輕微的出血，首先發生在腸壁、骨髓及關節處，有時會疼痛，就是所謂的風濕症。

如果破裂的血管接近皮膚表面，會出現瘀血的現象。不論瘀血的情形是否嚴重，都表示血管壁變得脆弱而沒有彈性；對於婦女及兒童，這通常是缺乏維生素C的一個明顯徵兆。男人因為肌肉比較強壯，不容易有瘀血的情形，但缺乏維生素C時，可以從牙齦出血得知。

瘀血及牙齦出血都是危險的信號，若能在飲食中補充豐富的維生素C，則微血管可以在二十四小時恢復正常的強度。

維生素C對骨骼及牙齒發育之影響

維生素C缺乏對發育中的牙齒有深遠的影響。在兒童時期缺乏維生素C，會使牙齒的發育減緩或暫時停止成長；長出的牙齒較鬆軟，容易被侵蝕而蛀牙；牙床容易受到感染，使牙齒脫落。實際顯示，缺乏維生素C的兒童，只要適度補充，幾個小時之內就能使牙齒恢復正常生長。

缺乏維生素C時，骨骼的基本結構會被破壞，礦物質流失，使骨骼變得疏鬆脆弱，彈性及強度也減弱，容易斷裂。即使有充足的鈣和磷，也將因膠原蛋白過於薄弱，無法將鈣儲存於骨骼中。

在飲食中補充足量的維生素C，不論兒童或成人，骨骼都會有戲劇性的變化。新生的骨骼可以在二十四小時之內形成；如果有充足的礦物質，也能迅速吸收。在冬季，由於蔬菜及水果減少，造成維生素C缺乏，使骨骼鬆軟，容易骨折；夏天較常吃到新鮮的蔬菜水果，骨骼則較為強韌。

健康的牙床緊緊包住每一個牙根，即使用堅硬的牙刷用力刷牙，也不會流血；但在維生素C不足時，牙床變得鬆軟，便容易出血。壞死的牙床細胞孳生細菌，容易引起齒槽膿漏症。如果將膿漏部份清除，飲食適當，疼痛及發炎的情形在數日內便能有明顯的改善。另外，缺乏維生素A或菸鹼素，也容易感染牙周病。

發生膿漏的牙齦，容易流血、感染，齒槽骨也會因損壞而鬆脫。缺乏維生素C的天竺鼠經過九個月，出現類似牙周病的現象；相當於人類壽命的四十歲，也是最容易患牙周病的年齡。這項結果顯示，長期的維生素C缺乏，是牙周病最主要的原因。

營養不良的兒童及青少年也常患牙周病。如果感染並未惡化，飲食營養均衡，攝取豐富的維生素C，便可以恢復口腔健康。

使傷口癒合的瘢痕組織，也是由膠原蛋白構成，需要有維生素C及鈣質才能使其強化。在第一次世界大戰期間，由於傷兵缺乏新鮮食物，傷口癒合較慢，甚至無法癒合。實驗證明，維生素

C的攝取量，對傷口的癒合及瘢痕組織的強度有直接的關係。手術的病患若缺乏維生素C，傷口不只癒合較慢，並且時常裂開；讓病患每天服用四千毫克以上的維生素C，對傷口的復原有顯著的效果。

維生素C與骨折的癒合有密切的關係。缺乏維生素C時，無法形成構成骨骼的膠原蛋白，折斷的骨骼便無法接合；老年人飲食缺乏各種營養素，因此較常發生這種情形。所以只要營養充足，攝取大量的維生素C、蛋白質，鈣質與維生素D，不論任何年齡都可以使骨骼復原良好。

維生素C也有助於維護正常視力，確實的原因尚待研究。健康的眼睛中，維生素C集中在水晶體，當維生素C缺乏時，便容易形成白內障。眼睛感染疾病或發炎時，服用大量的維生素C，會有顯著的改善。

維生素C無法儲存於人體中。因為身體的組織就像海綿一樣，吸收足夠水分後就會飽和。當每一個細胞都吸收足夠維持健康的維生素C時，就會呈現飽和狀態，多餘的維生素C便會隨尿液排出。食物、血液及尿液中的維生素C含量非常容易測出。一個健康人，在過量的飲食中可以吸取四千毫克維生素C，相當於四十杯新鮮的柳橙汁。但在飽和後，身體只能吸收一天中的需要量，多餘的維生素C便隨尿液排出。這種方式可以研究不同的人在不同的狀態下，維生素C的需要量。

一般健康的成人，每天大約需要補充五十毫克的維生素C；美國國家科學研究委員會建議每天的攝取量為六十到八十毫克，相當於一杯新鮮柳橙汁或葡萄柚汁。但隨著年齡的增長，消化功能退化，胃酸分泌減少，使維生素C在腸道遭到破壞，因此對維生素C的需要量也隨著年齡的增長而增加。

缺乏維生素 C 會導致壞血病

研究顯示，老年人大多缺乏維生素C。幾年前，哥倫比亞大學的瓦特・艾迪博士（Dr. Walter H. Eddy）指出，很多老化的現象，如皺紋、皮膚缺乏彈性、牙齒脫落、骨骼鬆脆等，其實都是壞血病的前兆。因此，希望青春永駐的人們，應該檢討自己維生素C的攝取量是否足夠。

在溫暖潮溼的環境中，植物在酵素的作用下，都能自行製造維生素C。不幸的是，這種酵素也會有相反的作用，就是會迅速破壞所製造的維生素C。當穀物收成後，在市場或倉庫內同樣溫暖潮溼的環境裡，將使維生素C受到最嚴重的破壞。此外，酵素與氧氣結合，也會破壞維生素C。因此，削皮或剁碎的水果或蔬菜，其中維生素C更迅速遭到破壞。但酵素在冷凍時失去作用；而加熱到攝氏六十度時，則被破壞。

因為維生素C可以溶解於水中，若食物清洗、浸泡或烹煮過久，維生素C則有大部分或全部會流失。一般對營養學知識缺乏的家庭主婦，在烹調食物時，維生素C早已被破壞殆盡。

維生素C最豐富的來源，是柑橘類水果。每杯兩百三十CC新鮮柳橙汁，約含有一百三十毫克維生素C；葡萄柚、檸檬汁或罐裝的柳橙汁則約有一百毫克。冷凍的柳橙汁含量差異極大，有些相當於新鮮果汁，有些則聊勝於無，依濃縮的方法及保存期間的長短而定。通常品質最差，維生素C含量最低的水果，才用來作成果汁。

一般而言，甜度較高，無需再加糖的柳橙汁，維生素C的含量較高。其他如蘋果汁、鳳梨汁或葡萄汁含量均不高。一般來說，每杯番茄汁中約只含三十毫克，甚至完全沒有；一個成熟柿子約含三百毫克，而半杯芭樂汁則高達一千毫克。

一份新鮮或罐裝的番茄、所有沙拉的生菜、新鮮草莓及甘藍菜中，平均含三十到五十毫克。其他綠色的蔬菜，如菠菜、花椰菜等含量都很豐富，但是其中百分之五十到九十，通常在烹調時流失在湯汁中。每份蘋果、香蕉、萵苣、馬鈴薯、豌豆等，僅含有二十到三十毫克，但這些食物都很普遍，因此是維生素C的重要來源。其他如奶油、起司、蛋、麵食類及乾豆等，含量都很低；在牛奶及煮熟的肉類中，幾乎不含維生素C。

氣候、土壤、成熟度、儲存、加工的溫度及處理方式，如烹調、裝罐或冷凍等，都會影響食物中維生素C的含量。當食物迅速冷凍時，維生素C流失量很低；在解凍後一個小時之內，可能流失百分之九十。如果食物置於室溫、浸泡或在開水中燙過，維生素C則會大量流失。

因為柑橘類水果是維生素C最豐富的來源，不論成人或兒童，每天都應該喝一杯以上的柳橙汁或葡萄柚汁。中午或晚餐時，吃一份生菜沙拉，並經常吃水果以促進消化。即使在夏天僅吃大量的冷凍食物，維生素C缺乏的情形也比冬天及春天少。貧窮的人們及老年人特別容易缺乏維生素C。但即使經費有限，只要在選擇食物時小心計畫，也能夠補充足夠的維生素C。

柑橘類果肉與表皮之間會有一種白色絲狀的特殊物質，營養價值特別豐富。實際顯示，這種物質可以減低人體對維生素C的需求量，並能增強維生素C的作用，強化血管壁、消炎、減少血球及蛋白質進入組織中，有助於減低運動員的肌肉疲勞，使皮膚擦傷更快癒合，關節傷害也較快復原。因此吃柑橘類水果時，應該連同白色的內側表皮一起吃。

膠原蛋白受損對人體所造成的傷害並不明顯，因此，瘀血是一種值得注意的危險信號，也就是表示飲食中應該立即補充維生素C。

18 維生素C功能多

維生素C有保護身體作用

兩百年前，人們已經知道，新鮮的食物對於治療壞血病有顯著的效果，最近人們發現維生素C有更多神奇的作用，但許多研究結果尚未公諸於世。

維生素C除了有助於構成膠原蛋白外，還有許多作用。例如，當有毒的物質侵害體內時，維生素C即發揮解毒的作用，使這些物質變得無害後與維生素C結合，一起隨尿液排出。

當感染疾病時，血液及尿液中的維生素C均消失。因此，生病時攝取維生素C愈多，復原的時間愈快，這是因為身體的組織需要比平時多二十至四十倍的維生素C才能飽和。

足夠的維生素C能幫助抗體消滅病菌，尤其對於細菌或病毒所引起的傳染病，如感冒、肺炎、腦膜炎、風濕熱、肺結核、白喉、前列腺炎、耳、眼、鼻竇炎、扁桃腺炎及幼兒的傳染病等；或非傳染性疾病，如痛風、關節炎、胃或十二指腸潰瘍等，都有緩和疼痛的效果。

維生素C也有預防及治療化學物質中毒的作用，例如沈積在人體的鉛、溴、砷、苯等，特別是在工廠工作的勞工們。

研究證明，維生素C有助於預防過敏，對抗經由花粉、灰塵及食物進入血液的過敏原；對於各種過敏症都有治療效果，如鼻炎、乾草熱、氣喘、痲疹、濕疹等。大量的維生素C，甚至能治療毒藤、毒蛇、毒蜘蛛黑寡婦的毒液及一氧化碳中毒等。

所有侵入血液的外來物質，多少都具有毒性，維生素C可以防止身體受到傷害。但是，在防禦過程中，維生素C即遭到破壞。所有的藥物都會破壞身體中的維生素C，挽救性命的藥物破壞維生素C無可厚非；但未經醫師指示，亂服成藥，則造成藥物傷害及維生素C流失的雙重損失。

一顆廣泛使用對人體無害的綜合藥劑，在服用後，會持續破壞維生素C達三個星期以上。美國醫療協會所出版的刊物中，一篇題目為「阿斯匹靈是危險藥品嗎？」的報導指出：除非食物中的維生素C足以抵消阿斯匹靈的毒性，否則仍會引起內出血，具有危險性。

維生素C雖然與能量的產生無關，但是卻可以防止疲勞。在一個實驗中，服用足量維生素C的士兵，與一般的士兵比較，在搬運裝備、行軍、爬山等活動中，比較不會感到疲倦，體力恢復較快，也不會有抽筋現象；而沒有服用維生素C的士兵，不但非常疲勞，而且嚴重抽筋，經過數天尚無法完全復原。

當血糖偏低時，脂肪燃燒不完全所產生的酮體累積在組織中，是使人疲倦的主要原因，而這些酮體的毒性可被維生素C所解除。

入侵的毒素愈多，解毒所需的維生素C也愈多。健康而鈣質攝取量充足的人，只需要少量的維生素C，便可防止身體受傷害。但很多有毒物質可能同時侵入人體，例如，一個過敏的人，又在工廠工作，有毒的化學物質便已經進入血液中，再加上嚴重感染，無法進食而服用各種藥物的情況下，此時便需要補充大量的維生素C。

幸運的是，大量的維生素C並不會危害人體，因為多餘的維生素C會很快隨尿液排出體外。

北加州紀念醫院的主治醫師弗烈德・克蘭納博士（Dr. Fred R. Klenner），在他的病人病重得無法吞嚥時，以注射的方式給予大量的維生素C。幾年前，我有幸聽到他的演說，他用幻燈片說明以大量的維生素C治療腦膜炎、肺炎、腥紅熱等各種疾病的病歷及紀錄。

維生素C是最好的抗生素

許多病患奄奄一息，服用大量的抗生素仍然沒有效果，甚至發燒高達攝氏四十度。但在注射維生素C幾分鐘後，體溫開始下降，並在幾個小時以內，逐漸回復到正常的體溫。而後病患能愉快地用餐，並且在兩、三天內出院。

維生素C的用量視病情的輕重而定。第一次用量通常需要兩千到六千毫克，在四到八小時後再注射二至四千毫克，如果體溫尚未恢復正常，再注射第三劑；必須時再酌量追加。

克蘭納博士提到一個十八個月大羅患小兒麻痺的女孩。女孩的母親說，女孩在痙攣後就開始癱瘓，接著很快地失去意識。克蘭納博士第一眼看到那個孩子時，她的全身發青、僵硬、冰冷，聽不到她的心跳聲，也測不出脈搏；肛溫是攝氏三十八度。唯一表示生命的跡象是口中的一點熱氣。而女孩的母親卻以為她已經死了。

於是克蘭納博士為她注射了六千毫克維生素C，四個小時以後，那個孩子清醒過來，雖然左半邊仍然癱瘓，但是她能用右手拿著奶瓶。再注射第二劑後，孩子高興地用雙手握著奶瓶，不再有任何癱瘓的跡象了。

克蘭納博士認為「維生素C是最好的抗生素」。稍後洛杉磯醫院的一位醫師，為嚴重感染的病患注射維生素C，治療效果驚人，印證了克蘭納博士的說法。他說：「如果世界上有所謂的仙丹，那就是維生素C了。」

維生素C的需要量

克蘭納博士發現，重病患者在注射大量的維生素C數分鐘後，在患者的血液或尿液中都完全沒有維生素C被發現。他認為維生素C與病毒或毒素結合後，使體溫降低。雖然有些病患的體溫再度上升，但他認為這是因為第一次注射的劑量不足，沒有被摧毀的病毒繼續繁殖，所以體溫再度上升。因此，他強調，如果第一次注射的劑量足夠，便無需再大量追加。

其他以大量的維生素C治療單核白血球增多症、靜脈炎、黏液囊炎及各種疾病的研究，也獲得驚人的結果。對於關節炎、痛風、各種傳染病、感染或是過敏症，醫師建議第一天到第三天白天，每隔一個小時給病人維生素C一千毫克，其後若再度發病，仍然使用相同的劑量。他們也建議感冒或任何感染患者，也應該給相同的劑量，直到症狀完全消失為止。

輕微的過敏或鉛中毒的病患，每天以三百毫克劑量治療，即有令人滿意的效果。但這些都是藥物治療的範圍，我們的重點是如何預防。

肝炎及單核白血球增多症的病人，在感染初期使用維生素C的效果最好，所需的劑量少於病情惡化後。遺憾的是，病患很少能及時就醫，通常都是發病數天，情況十分危急時才送醫。如果能在發病時每隔二到三小時服用大量的維生素C，加上泛酸及強化牛奶，可避免病況惡化。如何適時及適量地使用維生素C，這類的訊息，對人們有很大的參考價值。

我問過許多位對營養學有研究的醫師，是否應該將維生素C當作家中常備藥品，以便任何疾病初期均可以服用。大多數的醫師都這麼說：「當然比阿斯匹靈安全多了」。有幾位醫師認為，必要時可以服用維生素C片劑，平時則應多喝柳橙汁，從天然的來源中攝取足夠的維生素C。也有人指出，第一次就使用足夠的劑量比連續服用少的劑量效果較好。

至於無法吞嚥的重病患者，可改用注射。對於幼兒，我建議用一杯熱開水，加入五十片維生素C，每片五百毫克，攪拌均勻，加點蜂蜜增添甜味，然後倒進玻璃瓶，放在冰箱中，這樣作成的溶液每匙中含有五百毫克維生素C；如果放入一百片，則每匙有一千毫克，依此類推。

這種溶液相當可口，市面上也有維生素C嚼片，年輕人相當喜歡，還有粉劑，可以加入煮過的水果或果汁中。因為這些人工合成的片劑不含天然食物中的酵素，性質穩定，便於加熱或儲存。但是若另外加入未煮過的水果或果汁，很快水果中的酵素便會受到破壞。

雖然我沒有徹夜照顧病童的經驗，但我知道對生病且發燒的嬰幼兒無法立即就醫時，每隔一、兩個小時，餵食一匙維生素C溶液，是最有效的方法。因此以維生素C急救的知識對每一個家庭都會有幫助。

有一位朋友的第一個孩子死於腦膜炎，後來她又生了三個孩子，因此，她非常小心，不讓悲劇再度重演。她不准孩子到公共游泳池或公共場所去，她蒐集報章雜誌上有關疾病與醫療的報導，我在幾年前第一次看到她，最近我再度看到她時，她的孩子竟然在公共游泳池裡游泳，我對她改變態度覺得好奇。

「我不會再擔心他們了。」她說：「孩子一流鼻涕，我就讓他們吃維生素Ｃ。幾年以來，他們沒有再生過病。」

我自己的孩子五歲患腮腺炎時，我第一次體會到大量維生素Ｃ的治療效果。那天早晨一起床，我就發現到明顯的症狀，從七點鐘開始，除了睡覺時間，每隔一個小時，我就餵孩子吃一千毫克的維生素Ｃ溶液，那天總共餵了一萬毫克。傍晚孩子已經完全消腫，也不再有任何病症。後續兩個月，家裡每個人都陸續患了腮腺炎，我用同樣方法使家人都在一天之內痊癒。後來，每次孩子生病，我都用這種方法安然度過，而且沒有任何噁心、嘔吐、食慾不振或發燒等副作用。

維生素Ｃ所需的劑量，依病情的輕重、急性或慢性而定。在第一次通常需要大量的維生素Ｃ，充分滿足組織的需要，其後可以酌量減少。關節炎、氣喘等慢性病人，通常已經服藥數月，甚至數年，所以建議應該先服用維生素Ｃ，以減低藥物對身體所造成的損害。雖然無法測知維生素Ｃ被藥物破壞的數量，但組織會吸收足夠的維生素Ｃ，多餘的部份則很快隨尿液排出。

在一個研究中，服用鎮定劑的人，每天服用一萬五千毫克維生素Ｃ，尿液中才測得出。所以我建議服用藥物的人，每天應服用維生素C五百毫克；如果有瘀血的現象，則要增加劑量，直到停止服藥為止。因為維生素C可以增強各種藥物的作用，同時減低藥物的毒性。

在各種不同的情況下，每個人最適當的維生素C使用量，很難有定論。我們每天的需要量都不盡相同，幾乎每個人都暴露在漂白水、消毒劑、廢氣、二手煙、蔬菜及水果、肉類、牛奶上殘留的農藥及殺蟲劑等化學品中，或是受到感染及服用藥物等，每個人都應該找出最適合自己的劑量，依自己的病症及接觸有毒物質的多寡而定。

在你決定長期大量服用維生素C之前，先確定飲食是否均衡，平時應該多利用自然來源；每天吃一兩個柳橙或喝一杯柳橙汁、沙拉；點心時間吃水果。注意是否有瘀血的現象（那是維生素C不敷所需的徵兆）；必要時才服用維生素C片劑、粉劑加以補充。

大量的維生素C不會使人中毒，如果皮膚出現疹子，通常是藥劑裡面的接著劑所引起，更換品牌或改粉劑就會消失。如果使用過量而引起腹瀉，則應該減少劑量，或暫時停止服用。維生素C也具有利尿劑的作用，可以消除組織水腫。

最近克蘭納博士在電話中告訴我，他用百分之五的葡萄糖溶液，為重病患者作維生素C靜脈注射，劑量是五十到一百克，即五萬到十萬毫克；在他們能口服維生素C時，立刻在不造成腹瀉的劑量範圍內，讓他們大量服用。注射的方式並不會造成腹瀉，罹患嚴重肺炎而幾乎藥石罔效的病人，通常在注射一次維生素C後就能復原，而他會在隔天再追加一劑三十克。

克蘭納醫師同時也發現大量的維生素C治療燙傷患者特別有用。他說疼痛很快消失，不需要止痛劑，傷口癒合情形良好，再生的皮膚外觀良好，無需使用除疤劑。每隔幾個小時，他還用百分之三的維生素C溶液，噴在燙傷的部位，有很好的止痛效果。這種溶液是以一杯熱水加入十二顆維生素C片劑，每顆含五百毫克，調配而成。

「我們也治好因關節炎而無法走路的患者，讓他們恢復正常的工作」。克蘭納博士說：「最嚴重的病患，也能在六個月內恢復正常」。他說，病患每天服用十克維生素C，開始一至二天中，患者在三餐及睡前各服用五百毫克，然後每次增加到一千毫克，再增加到二千五百毫克，每天四次共服用一萬毫克，都沒有腹瀉的現象。

病患在痊癒後，仍然持續服用相同的劑量。當我問到他的病人在服用這樣高劑量，尿液中會有多少維生素C流失時，他說，非常的少。同時，他再次強調維生素C可以增強各種藥劑的作用，即使其中許多會被藥物所破壞。

克蘭納醫師仍然致力於以大量的維生素C治療各種傳染病、過敏症、毒蛇或蚊蟲咬傷及壓力過大所引起的各種疾病。經過二十五年的臨床研究，他發現維生素C比任何藥物都安全，也比多數的藥物都有用。他認為維生素C是一種很好的抗生素。

我認為維生素C最大的價值，不在實驗室中，而是深植於病患及家屬的心中。

19 維生素D的功能

促進鈣與磷的吸收

維生素D有助於鈣質的吸收、儲存及利用，是毋庸置疑的事實。成年人也需要鈣質，它有助於鬆弛神經，使睡眠安穩，緩和疼痛。美國國家科學研究委員會認為，只有夜間工作者、老人及不常接觸陽光的人，會需要少量的維生素D，這種說法的正確性令我懷疑。

維生素D在食物中的含量並不多。蛋黃、魚子醬及高山放牧的乳牛牛奶中，都含有少量的維生素D；唯一足夠健康所需的天然食品來源是魚肝油。

食物或油脂經過紫外線照射，可以產生維生素D。市面上銷售的麥角鈣化醇（Viosterol，即維生素D_2），就是以此種方法製成。陽光中的紫外線照射皮膚表層的油脂，也能產生維生素D。因此，長年生活在室內的人們，應該多出門接觸陽光，因為陽光是產生維生素D的最佳來源。

陽光與維生素D

許多醫學書籍上說，陽光照射在皮膚內層的油脂，能形成維生素D；幾年前已經證實另一個正確的說法，即陽光照射在皮膚表層的油脂，形成維生素D，再為人體吸收。如果在作日光浴之前先沐浴，皮膚表面的油脂被洗淨，則無法形成維生素D；而在作日光浴後再立刻沐浴，油脂也被洗去，身體亦來不及吸收其中的維生素D。

冷水可以洗去部份油脂，而熱水洗去更多；再用肥皂就完全洗淨了。過去曾有人形容印地安人的牙齒潔白健康像鋼琴的白鍵一樣，可能是當時沒有熱水器及肥皂，無法把皮膚洗得太乾淨。

許多醫學書籍都強調兒童需要維生素D。而對成人，除了少數提到軟骨症及骨質疏鬆症之外，並未多作探討。這兩種病症大同小異，只是程度有別，但軟骨症比較嚴重。兩者都是因為骨骼缺乏所需的數種礦物質，使骨質像蜂窩一樣疏鬆多孔，身體變矮；肌肉抽筋、扭曲，甚至顫抖、痙攣。骨質疏鬆症通常不會感到疼痛；軟骨症患者則會疼痛，尤其是臀部，習慣上稱為風濕，並且容易骨折。這種症狀在落後地區非常普遍，特別是懷孕的婦女，需要更多的礦物質；如果母親又誤以為親自哺乳可以避孕，那麼孩子愈多，則母親的境況愈悲慘。

維生素 D 缺乏會導致軟骨症

在格陵蘭發現的早期挪威移民殘骸可以看出，從前當地婦女罹患軟骨症，使骨盤殘缺，無法生育，以致種族逐漸滅絕。可能因為他們不吃當地的魚類及魚肝油，再加上北極圈微弱的太陽，使他們無法獲得足夠的維生素D。

飢荒及戰後糧食短缺也會造成軟骨症。不過，單獨使用維生素D即可治療軟骨症，再加上鈣及磷，則可以加速復原。

英國名醫羅勃・麥克卡森（Sir Robert Mc Carrison）研究印度婦女患軟骨症的原因，乃由於宗教及習俗，年輕的婦女必須蒙上面紗，很少外出，加上她們不喝牛奶，也不吃含豐富鈣質的食物。

在鈣質與磷並未增加的情況下，維生素D對成人及發育中的兒童也有幫助。

大多數美國人都不應該擔憂軟骨症，然而，有百分之六十的人，飲食中的鈣質太少，且多半無法進入血液。由於鈣質不容易溶解，即使被唾液及組織液沖洗，也無法使牙齒及骨骼溶解。除非食物中的鈣質已經溶解，否則鈣質在腸道仍然會維持原狀，隨後排出體外。因此，必須增加含鈣食物的攝取量，或由充足的維生素D中獲得；但二者都必須適量。

過量攝取維生素D會引起中毒

過量的維生素D是有毒的，會導致虛弱、疲倦、體重減輕、噁心、反胃、腹瀉、腹部抽筋、頭痛、暈眩、血液中的鈣質增高、血壓升高、鈣質沈積在柔軟的組織中等。嬰幼兒每天攝取一千八百單位的維生素D，成人每天攝取兩萬五千單位，持續一段時間後，就會引起中毒。

有一段時期，英國有很多嬰兒食品中都添加維生素D，每天的攝取量超過四千單位，許多兒童因此死於維生素D中毒。後來，對倖存兒童的追蹤調查發現，停止食用維生素D後，症狀在數週內即消失，對健康並未造成永久的損害。

如果維生素C、E或是膽鹼的攝取量充足，多半可以避免維生素D中毒。但如果缺乏維生素

E或鎂，則將使大量的鈣質沈積在柔軟的組織中，造成中毒的情況更惡化。不幸的是，多數嬰幼兒的飲食中，都嚴重缺乏維生素D及鎂。

大多數維生素D中毒，都是由於紫外線照射產生的合成維生素D，而不是天然的魚肝油。因此為了防止維生素D中毒，美國國家科學研究委員會建議，各種年齡層的人，每天的攝取量為四百單位，無論何種來源，也不管個別需要的差異，但這種說法未免以偏概全。

幾年前，我看到一個兩歲的男孩，出現典型維生素D缺乏的症狀——軟骨症（佝僂症），他的前額凸出、胸部凹陷、小腹凸出、膝蓋併攏、雙腿彎曲。男孩的母親謹慎地只讓他每天服用維生素D四百單位，男孩成長非常迅速，很可能會像他的父親一樣，長成一個高大男人；對維生素D的需要量而言，他可能比一般成長緩慢的孩子要多兩三倍。後來他每天吃兩匙鱈魚肝油，持續一年後，再減為每天一匙，現在他已經長成一個身材健壯的英俊男孩了。

兒童發育期維生素 D 不可缺少

佝僂症，亦即維生素D缺乏的症狀，常是前額凸出，人多發生在三到十五個月大的嬰兒。如果骨骼發育正常，前額應該在眼睛上方形成平滑曲線；如果軟骨向下滑，無法正常發育成保護大腦的頭骨時，前額才會凸出，形成佝僂症的特徵。

維生素D稍微不足時，也會影響外觀：狹窄、發育不良的臉部及胸部；牙齒寬大、不規則、歪曲；下巴歪斜或凸出；兩眼深陷等。很多人認為這些畸形是由於遺傳，事實上也是一種遺傳；

營養不良的父母親，養育出營養不良的子女。

臉部與胸部都健康豐滿的新生兒，外貌來自遺傳；營養適當時，一生的特徵都不會改變。如果孩子長到十歲時，臉形變得像梨或香蕉，你就可以確定他攝取的維生素Ｄ及鈣質太少。

維生素Ｄ必須溶於脂肪，才能吸收進入血液。在美國及加拿大，有許多營養知識不足的醫師，建議嬰兒及幼童吃脫脂奶粉，而導致軟骨病例增加。十二歲以下的兒童，即使服用維生素Ｄ膠囊，也無法吸收良好。因為這類膠囊中所含脂肪太少，無法確實吸收。經常沐浴，且缺少戶外運動的人，便無法從陽光中獲得足夠的維生素Ｄ，連陽光普照的希臘以及以色列，都有很多軟骨症的病例。

我個人覺得傳統的鱈魚肝油，於三餐飯後餵食，附加維生素Ｅ，持續整個成長階段，可以讓孩子長得最好。鱈魚肝油平時應置於冰箱冷藏。除非孩子發育得特別快速，一歲以下的嬰兒每次餵半匙便夠了。嬰兒奶粉中含維生素Ｄ是否足夠，應仔細閱讀包裝上的標示，並且要注意每天的攝取量不可超過一千單位。

八歲時用量應逐漸增加至一千五百單位，即每天餵食魚肝油一匙，再增加至兩匙以上，視孩子的接受程度而定。我的孩子在十二歲以下時，每天都吃鱈魚肝油；之後則讓他們服用維生素Ｄ及維生素Ａ膠囊。

很多孩子喜歡薄荷口味的鱈魚肝油。但如果孩子不吃魚肝油，可以在健康食品店買到維生素Ａ、Ｄ、Ｅ的油性滴劑；若食物中含有脂肪，則於每餐飯後，直接滴在孩子的舌頭上。這種滴劑不可加入牛奶中，因為會黏奶瓶。將水溶性的維生素A、D加入牛奶中，因為攝取不到，對孩子的骨架發育並沒有幫助。如果孩子在整個成長過程中，每天獲得充足的維生素D，則可以健全發育。

維生素D對成年人的幫助

維生素D對成年人的助益尚無定論。底特律亨利福特醫院的詹森醫師（Dr. J. A. Johnston），研究青春期少女對維生素D的需要，其中有些人已經停止發育。他發現即使飲食中含有豐富的鈣質，如果沒有維生素D，反而使更多鈣質流失。因為攝取維生素D時，鈣質可同時吸收進入血液。例如，每天服用維生素D六百五十單位，持續一段時間，然後增加為三千九百單位，則鈣質的吸收量增加十倍。

服用一千九百五十單位的維生素D後，所吸收的鈣質，比一公升牛奶（一千三百四十三毫克）的含量還多；即使每天增加到三千九百單位的維生素D，鈣質仍然可以完全吸收，並未累積在身體中。

詹森醫師的研究還指出，青少年及成人，每天攝取四千單位的維生素D，對健康有幫助。除了嬰兒以外，每個人都應該由陽光中獲得部份維生素D；然而，密西根州整個夏季都在室內工作的護士，血液中完全沒有維生素D；因此她們每天必須服用五千單位，血液中維生素D的含量才會等於居住於亞熱帶的健康婦女。

我也認為成年人每天應該服用四千至五千單位維生素D，特別是懷孕哺乳及更年期的婦女。更年期的女性，鈣質的攝取量通常很低。這段期間常有發熱、盜汗、腿部抽筋、煩躁、緊張及情緒低落等，這些現象，服用適量的鈣質及維生素D，在一天之中即可消除；如果鈣質的攝取量充足，僅服用維生素D亦可紓解這些症狀。因為維生素D對成人的幫助與攝取充足的鈣質相同，我們將於第二十一章加以探討。

維生素D有助於防止蛀牙。蛀牙是因為細菌產生的酵素，將糖分解成乳酸及丙酮酸，而侵蝕琺瑯質所致。任何酸類均可與鈣質結合。如果唾液中含大量溶解的鈣質，便能將酸類中和，而不會產生蛀牙；同樣的方式也可以防止牙齒磨損。如果營養中有充足的鈣質及維生素D，可以修補牙齒中的琺瑯質及象牙質。

維生素D在防止齒槽膿漏方面，也有重要的作用。改善飲食，治療感染，即使嚴重的膿漏也能痊癒。齒槽膿漏是因為營養缺乏而引發感染，而牙齒脫落則是因為骨質鬆動所致。組織中鈣質及蛋白質的供應量過少，礦物質就會從顎骨中提取出來，使之變小或萎縮；造成牙床無法緊密地固定每個牙根。最後，顎骨的結構流失過多，便無法固定牙齒，即使沒有蛀牙，也會鬆動而脫落。

顎骨的損壞並不會因為感染及牙齒消失而停止，必須有健康的顎骨，才能使假牙固定良好。如果營養不好，顎骨組織會在六個月內大量流失，即使製作良好的假牙，也會再度鬆動。

我記得童年時的一件趣事，一個營養不良的教會長老，傳福音時的聲音總是如雷貫耳，有一次在他大聲疾呼時，竟然把上顎假牙噴到觀眾群裡。即使像他這樣一位虔誠的基督徒，也會責怪無辜的牙醫為他製作不良的假牙。但一個人的飲食不當，營養不良，無法維持正常的顎骨架構，那不是牙醫的錯。顎骨持續破壞，必須不停地更換假牙，鈣質流失，使神經受到破壞，到最後可能連假牙都裝不上。

有一位牙醫告訴我，許多病人都抱怨新裝的假牙不合適。其實只要病人的營養均衡，神經放鬆，就不再有任何抱怨了。

由牙齒X光片中，顎骨疏鬆的情形，可以看出全身骨骼的密度。脆的骨頭容易斷裂。骨質過於疏鬆，發生齒槽膿漏時，牙齒容易脫落，由於全身的骨頭退化，所以在輕微的跌倒或扭傷時，就會發生骨折。

有許多年輕人及六十歲以上的老人，都有骨質疏鬆的現象。據估計，美國有六百萬個老人，因為骨頭嚴重退化，而有背痛的情形。從前的人相信骨質隨著年齡的老化而逐漸疏鬆。在實驗中，給動物營養充足的飲食，活得愈久，骨骼愈強韌。這種結果顯示，骨質疏鬆是缺乏營養的結果，老年的人，持續不當的飲食期間，比年輕人更長，所以骨骼退化的情形愈普遍。

如果你認為骨頭不需要照顧，也能自然健康無事，那麼，你應該看看骨科醫院的病患，與他們談一談，就能體會維護健康的骨骼，避免悲劇發生是多麼重要。讓我告訴你一些我所知道的病例。

有一個三十幾歲的女人拄著拐杖來看我，她告訴我以下的故事：幾年前她不小心扭傷腿，大腿骨接近骨盆關節處骨折，住院治療數個月後，她才能開始依靠拐杖行走，到後來甚至不需要拐杖，有一天，她又在毫無徵候之下跌倒，原先骨折的地方，這次完全斷裂，只好在大腿骨植入塑膠將它固定，這是一次非常重大又昂貴的手術，從X光片可以清楚地看出固定片；她再度出院，可以拄著拐杖行動，但是關節處仍然感到十分疼痛。據說這是因為鈣質累積在塑膠接合處所引起，她要我幫她設計一份無鈣食譜。我在給她的食譜裡，包括大量的鈣質及維生素D，以及各種豐富的營養素。三天以後，她打電話告訴我，疼痛已經完全消失；一個月後，她來找我，雖然還是帶著拐杖，但是並沒有使用。

另一位四十二歲的泥水匠，曾經從鷹架上跌下來，經常拄著拐杖來聽我演講。他也是跌斷大腿骨，治療數個月，斷裂的骨頭仍然無法癒合，醫師無計可施，只好用鋼片將接合處包起來加以固定。但是X光卻無法透過鋼片看出骨頭復原的情形，後來取出鋼片，骨頭仍然沒有癒合。而後他又感染了骨髓炎，必須一再動手術治療，在他的大腿根部，每隔兩吋就有一道長約一呎的疤痕。近一次手術的傷口尚未癒合，骨頭受到嚴重的感染，因此醫師提議截肢。

這幾年的折騰，他從來沒有服用任何維生素D，當然也沒有機會曬到太陽。且飲食中沒有豐富的鈣質及蛋白質可以構成骨基；也沒有維生素B群確保胃酸分泌正常，用來吸收他所獲得的少量鈣質；更沒有多餘的維生素C或泛酸，幫助他預防或抵抗病菌的感染。但當他的飲食獲得改善，營養充足後，病情很快便有進展，現在他可以走路去工作，但終生都要跛行。

類似的例子不勝枚舉，並且造成許多悲劇。老年人的髖骨在輕微跌倒後斷裂，通常是在浴缸裡滑倒，我覺得這很悲哀，這都是在不知不覺中發生的。不久前我去看一個朋友，她的母親就是這樣跌斷髖骨。因為她平常就討厭牛奶，也不吃鈣質或維生素D，她在靜坐或躺下來時，都會感到劇烈的疼痛，必須依賴助步器，才能緩慢地在房間內移動，這就是不注意營養的後果。為了不想讓自己的晚年變成惡夢，因此，我每天服用五千單位的維生素D，一公升牛奶，及足夠的鈣片。

有一次當我提到服用維生素D可以挽救牙齒時，一位朋友說，「我所認識的一些最好的人都戴假牙」。當然，他說得沒有錯，在美國，有許多好人都戴假牙；我敢打賭，這些人都希望自己有三十二顆健康的牙齒。

20 防止組織老化的維生素E

維生素E功用多

有無數的醫學報告都肯定維生素E具有許多價值，然而，多數的醫師卻對這些報告視若無睹。他們很少看出維生素E缺乏的症狀；甚至有人告訴我，醫師說不要讓孩子服用維生素E，以免過度早熟。

六十多年前，以含鐵鹽的食物餵食老鼠，當時尚不知鐵鹽會將維生素E完全破壞，使雄鼠喪失生育能力；雖然雌鼠仍能正常懷孕，但卻有早產、夭折或畸形現象，例如心臟發育不全；腦部、肺及腎臟嚴重受損；眼睛小而畸形。較大的動物缺乏維生素E時，也會出現各種症狀——貧血、前列腺肥大、肝臟及腎臟受損，而且容易衰老。各種動物都會肌肉退化，甚至引發嚴重的肌肉萎縮症。人體的血液中維生素E偏低或缺乏之時，也會出現同樣的症狀。

以前不用機器磨麵粉，保留完整的小麥胚芽，當時人們每天攝取的維生素E有一百五十單位；現在一般只有七點四單位。很多植物中都有豐富的維生素E，例如穀類、堅果及種子油等，但是暴露在空氣中、加熱、冷凍及儲存時，便會流失。例如，油炸食物會破壞百分之九十八的維生素E；以化學方式提煉的油脂、精製的麵粉、穀類食品，甚至所謂的營養食品中，維生素E都蕩然無存。

堅果、新鮮小麥胚芽、冷壓油脂及剛磨好的全麥麵包及穀類，是維生素E供應的來源。即使有充足的維生素E，腸道必須同時有脂肪及膽汁，才能加以吸收。哺育脫脂奶粉的嬰兒，維生素E無法進入血液，如改為全脂奶粉則可以完全吸收。

維生素E缺乏時，會出現各種不同的症狀，但其功能卻只有一種，即防止身體中的氧破壞不飽和脂肪酸，及類似脂肪的物質。這些物質包括維生素A、胡蘿蔔素、必需不飽和脂肪酸、腦下垂體荷爾蒙、腎上腺荷爾蒙及性荷爾蒙等。

維生素 E 具有抗氧化劑功能

每個細胞核的形成都必須有維生素E，包括核醣核酸（RNA）及去氧核醣核酸（DNA）。此外，每個細胞的內部結構、細胞膜及細胞核之間的結締組織等，都有必需脂肪酸；當維生素E缺乏時，必需脂肪酸與氧氣結合、分解而導致細胞分裂。氧氣愈多，細胞損壞得愈快。維生素E可以防止其他維生素、荷爾蒙及脂肪酸與氧氣結合，減低身體對氧氣的需要。

維生素E缺乏時，體內的必需脂肪酸受到氧氣的破壞，而形成褐色的斑點。人類與動物一樣，在子宮、淋巴結、脾臟、肺臟、腦、肌肉、體脂肪、血管壁、腎上腺及腦下垂體等處，都會有類似的褐色斑點。

褐斑是不飽和脂肪酸氧化後的殘留物，因心臟疾病或膽固醇過高死亡的人，解剖他們的屍體，都可以發現這種褐斑。這種色素阻止酵素將血液中的凝塊溶解，而形成靜脈曲張、靜脈炎、中風及心臟病等。解剖一百五十一個死於脂肪吸收不良的病患，例如胰臟纖維病變的兒童，都在組織中發現大量的色素。

我懷疑中老年人背部及手部出現的褐色老人斑，也是因為缺乏維生素E所引起。通常在最需要維生素E的更年期出現，服用女性荷爾蒙會使維生素E的需要量增加十倍。兒童缺乏維生素E時，牙齒會變黃，終生都很難看。

科學家發現，在半杯血液（一百CC）中，維生素E的含量低於零點五毫克即表示不足。此外，分析尿液中的肌酸（Creatine），也可以測出維生素E是否足夠。最常用的方法是測定紅血球受到氧化破壞的數目；也可以用眼部、肝臟、腎臟、肌肉或任何身體組織細胞破壞的情況來分析。這種方法已經證實早產兒特別缺乏維生素E。

所有的嬰兒出生時，都缺乏脂溶性的維生素A、D、E以及K等，但是母體本身缺乏維生素E，是造成早產的主要原因。出生之前，胎兒在子宮內的氧氣很少。出生後接觸的氧氣較多，此時如果缺乏維生素E，則嬰兒體內的必需脂肪酸很快受到破壞，以致愈多的細胞受到破壞。有很多早產兒放在氧氣箱中而導致失明，就是因為氧氣壓力太高使視力受損。

約翰·霍普金醫學院的歐文博士（Dr. W. C. Owens），觀察二十三個早產的嬰兒，自出生起每天服用一百五十毫克維生素E。這些嬰兒完全沒有失明情形；而未服用維生素E的早產兒，有百分之二十一點八視力發生問題。歐文博士發現，自出生第六週起服用維生素E，可以挽救他們的視力，但仍會造成永久近視。我懷疑現在兒童近視如此普遍，原因之一是小兒科醫師很少讓嬰兒服用維生素E。

如果母體缺乏維生素E，而嬰兒在出生後立刻與空氣中的氧氣接觸，可能使嬰兒的紅血球破裂，而發生黃疸。黃疸乃因為紅血球破裂，而產生不尋常的黃色特徵。一旦讓嬰兒服用維生素E，紅血球停止破裂，黃疸就會消失。

缺乏維生素 E 會導致貧血

維生素E缺乏是嬰兒貧血的最主要原因，由於維生素E缺乏使嬰兒的紅血球持續破裂，無法迅速再生。如果母親在懷孕期間攝取充足的維生素E，或在臨盆時服用六百單位的維生素E，則可以避免這種情形。

懷俄明州立大學的迪克・布希涅博士（Dr. Dick-Bushnell）發現，嬰兒奶粉及嬰兒食品中都極度缺乏維生素E，所以哺育牛奶的嬰兒會有數個月的貧血現象，而哺育母乳的嬰兒則沒有這個問題。

任何年齡層的人都可能因缺乏維生素E而發生貧血。在一個實驗中，兩百三十三位受試者的飲食中缺乏維生素E，檢驗其血液發現每一百CC的血液，維生素E的含量低於零點五毫克，就會發生貧血。而這種貧血常發生在青少年、更年期、孕婦及新生兒之中。

因為缺乏維生素E而引起的貧血，與缺乏鐵質造成的貧血很難區別。醫師多不瞭解維生素E

的重要性，也未作測定，通常建議患者攝取更多的鐵質。不幸的是，鐵鹽會破壞維生素E，造成惡性循環。補充鐵質、蛋白質、維生素B_6仍無法改善貧血的小孩，在服用維生素E後，通常能很快恢復正常。

如需服用鐵質改善貧血，必須與服用維生素E間隔八到十二小時，以免維生素E被破壞；通常可以在早餐後服用鐵質，而在晚餐後服用整天份的維生素E。

阿波羅十號太空船的太空人在超過八天以上的飛行任務後，失去百分之二十到三十的紅血球，當他們在回到地球時患了嚴重貧血，心臟也變得很虛弱，這種情形使醫師百思不解。

曾經與舒特醫師兄弟共事，加拿大多倫多的大衛・透納醫師（Dr. David Turner），發現這是由於缺乏維生素E而產生的問題。在他們呼吸的空氣中有充足的氧氣，但是缺乏維生素E，因此很快摧毀細胞中的不飽和脂肪酸。於是此後太空人的食物都特別添加充足的維生素E，再也沒有貧血的問題了。

缺乏維生素E的人，他的肌肉細胞及紅血球會一起遭到破壞，其中肌酸及胺基酸均隨尿液排出體外。如果孕婦缺乏維生素E，則嬰兒的肌肉會很虛弱，頭部搖晃無法挺直，通常坐起較慢。有很多母親告我，她的孩子到了六個月大還不會自己坐起來，在每天服用一百單位的維生素E後，一個星期內就能自己坐得很穩。

以一百一十二個肌肉虛弱、僵硬、疼痛及抽搐的病患作試驗，給予每天服用四百單位的維生素E，不論老年人或年輕人，都能很快獲得改善。兒童的鬥雞眼，服用維生素E可增強眼睛後面虛弱的肌肉，也能加以改善。

動物缺乏維生素E時，會使眼球凸出。有一次我為一個受到黴菌感染，眼球凸出得很厲害，好像隨時都會掉出來的患者設計食譜，給予每天含六百單位的維生素E，在一段極短的時間內，她便完全復原，眼睛也恢復正常。醫學刊物上常有這類病例的報導，各種年齡的人姿勢不良，原因可能是缺乏維生素E，而使肌肉虛弱失調所致。

維生素 E 可防止組織老化

在動物缺乏維生素E的研究中顯示，不論何種部位的細胞遭到破壞後，都會累積少量的鈣質。因此，柔軟的組織中所累積的鈣質通常會增加五倍以上。漢斯・席爾博士（Dr. Hans Selye）在此種鈣質沈積的研究中，發現動物的外觀及特徵都會因鈣質的沈積而有所改變。但只要給予大量的維生素E，就能預防此種損害。

席爾博士指出，動脈硬化、關節炎、皮膚硬化等各種疾病的患者，也有類似鈣質沈積的情形；鈣質由骨骼轉移到柔軟組織，這種情形，以前被認為是老化的結果，現在則發現可能是導致老化的真正原因。

在一個研究中，三百二十名患嚴重硬皮病的嬰兒中，有百分之七十五，在服用維生素E後完全復原。

任何動物嚴重缺乏維生素E時，都會發生肌肉萎縮；最近十年這種情況倍增。這種疾病的患者，肌肉細胞受到破壞而變成無用的瘢痕組織。如果在病情惡化之前，服用維生素E，則能迅速復原；若未及時處理，等到情況惡化，則再多的維生素E也無濟於事。如果飲食中各種營養都非常充分，則可以緩和病情。

幾年前，我為一位年輕人設計飲食食譜，他自三歲起即罹患肌肉萎縮症，無法走路。醫師告訴他的父母親，他無法存活，他那勇敢的母親不放棄，把他的雙手及雙腳綁在腳踏車上，教他騎腳踏車，然後他利用輪椅，可以自己到浴室、餐桌及玩耍。現在他十一歲了，能以輪椅及一部小型的電動車代步，也開始上學，表現品學兼優，活潑外向。

我曾為一位在醫院接受肌肉萎縮治療的年輕人設計食譜，幸運的是，他的病情控制得宜，沒有惡化。今天我收到他母親寄來的信，她說：「我的兒子奇蹟似地恢復正常，他現在是一個健康的初中生。」醫師非常驚訝，但是只有我知道他復原的原因。

維生素E與生殖力

男性服用維生素E，經常可以提升精子的品質、數量與活動力。在一個對於殘障兒的家庭所作的研究發現，在父親服用維生素E數個月後，受孕生出的都是正常嬰兒。有一位醫師說，從他所接生的數千名新生兒中，只要在受孕前父母親都攝取足量的維生素E，而母親在懷孕期間也不缺乏維生素E，所生的孩子都不會有身體殘缺或智能障礙的情形。

有許多研究都顯示，許多流產兩次以上，或曾經早產的婦女，在服用維生素E後，都能生出健康而足月的嬰兒。在一個對於數百名習慣性流產婦女的研究中，服用維生素E的婦女，有百分之九十七點五生出健康的嬰兒；而未服用維生素E的婦女則再度流產。

缺乏維生素E的婦女，因為肌肉無力，經常在生產時耗時過久或難產，造成嬰兒死亡；或因腦部缺氧而受損，這些產婦的血液中幾乎沒有維生素E。由此可知維生素E能降低身體對氧氣的需要量，並且預防胎兒及初生嬰兒的腦部受損。

如果未及時補充維生素E，則氧氣持續耗損。因此，身體對氧氣的需要量將會激增。在動物實驗中，氧氣供應量逐漸減少時，維生素E充足的動物，即使在氧氣極度稀薄的情況下，仍可以存活較長的時間。

在人體實驗中，受試者在稀薄的空氣中逐漸失去意識，經每天服用三百單位的維生素E後，再重複這項實驗，保持清醒的時間顯著增長，而且感覺舒適，心悸減少，也較少疲倦。同樣的，運動員或登山者在服用維生素E後，對於稀薄的空氣有更大的承受力。

有一位在海拔極高的秘魯安地斯山區工作的工程師告訴我，他的公司曾購買維生素E讓員工服用，員工的健康情形獲得顯著的改善；後來公司考慮停止這項福利，結果每一位員工都以辭職威脅公司。

維生素E可治療疤痕

由於瘢痕組織比正常組織需要較少的氧氣，開刀、車禍、灼傷等傷害部位，因為血管損壞，以致氧氣的供應量減少。加拿大安大略省的舒特醫師兄弟（Dr. EV and Dr. W. E. Shate），以幻燈片顯示嚴重灼傷、車禍重傷或大量皮膚移植、皮膚潰爛或截肢等病患，在每天服用六百單位以上的維生素E後，不僅奇蹟似地幾乎不見疤痕，也沒有在痊癒過程中發現常見的萎縮、發癢或緊繃的疼痛感。甚至原有的疤痕也會消失。

服用維生素E後奇蹟般的效果屢見不鮮；可怕的灼傷，甚至是輻射線灼傷，皆可完全治癒，而不留疤痕；一個年輕女孩在一次車禍中臉部受了重傷，原來需要作好幾年的美容整型，卻在幾個星期後復原，而且不需要整型手術；一個誤飲鹼液的幼兒，食道受到灼傷，必須用導管餵食，卻在每天服用幾百單位的維生素E後，她的食道已經恢復正常。我曾經看過肌肉灼傷的病患，每天兩次以維生素E敷在灼傷處，並於每餐飯後服用兩百單位的維生素E，患者幾乎不會感到疼痛，傷口痊癒後也不會留下疤痕。

維生素E能防止灼傷的皮膚疼痛或是留下疤痕，雖然這種療效為人所知已經有二十年，但在美國卻沒有一所醫院用維生素E治療灼、燙傷，而使病患必須忍受痛苦的折磨。

一位母親向醫院拜託，讓她因瓦斯爆炸而受傷的十歲女兒服用維生素E，卻遭到醫師的否決。經過三年的住院治療，忍受無數的痛苦和折磨，花了數千美元作皮膚移植手術，那個女孩依然滿身的疤痕。她的嘴唇歪斜，耳朵有一部份切除，手臂及胸部的疤痕使她不敢游泳，終年都必須穿著高領的長袖衣服。醫師建議她再作八次臉部的整型手術，但是她拒絕了，最後她和家人決定孤注一擲，服用維生素E治療，不管醫師是否同意。因為醫師拒絕採用維生素E，使小女孩必須終生承受無盡的痛苦。

體內的瘢痕組織常會造成嚴重的問題，如胰臟纖維化、肌肉萎縮、肝硬化等。正常的組織被瘢痕組織所取代，而無法執行正常的功能。在膀胱感染後，瘢痕組織可能會嚴重收縮，幾乎無法儲存尿液。風濕熱的病患，在心臟瓣膜的瘢痕組織會造成終生心臟的雜音。若在發病時服用維生素Ｅ，並且持續使用，就不會產生瘢痕組織。

充足的維生素Ｅ，可以預防關節炎、黏液囊炎、脊髓炎、動脈硬化、尿道及輸尿管收縮，及其他各種因為瘢痕組織而造成的異常現象。

瘢痕組織會使五指合併而導致畸形，使男性生殖器官疼痛或是性無能等。這些症狀，在使用維生素Ｅ後都有很好的治療效果。而且愈早治療，效果愈好。有些人的疤痕歷久不消，原因多半是飲食中缺乏能再生正常組織的維生素Ｅ。

攝取充足維生素Ｅ的人，對疼痛的感覺比較遲鈍。嚴重灼傷、凍傷病患，用消毒過的針頭，刺破維生素Ｅ膠囊，將其中的粉末灑在患處，在數分鐘之內就可以緩和劇烈的疼痛。飲食中充足的維生素Ｅ，也可以治療因缺氧所引起的心絞痛；一位婦產科醫師告訴我，產婦服用六百單位的維生素Ｅ，可以減輕生產前的陣痛；維生素Ｅ也可以防止傷口癒合時發癢及緊繃的疼痛。

最近我被蜜蜂螫傷，我很快在被螫的地方抹上維生素Ｅ，竟然立刻就不痛了。含有維生素Ｅ或對胺基苯甲酸（ＰＡＢＡ）成分的軟膏，對於陽光的灼傷也很有效。

維生素E與靜脈曲張

動物缺乏維生素E時，血液會凝固，缺乏其他營養素則不會有這種情形。因為維生素E不足時，細胞會分裂；所以當血管被割斷或是破裂時，血液會凝結，防止大量出血。因此，缺乏維生素E時，血管的細胞破裂，導致血液凝結，經常會形成靜脈曲張。

最近我和一位年輕而活躍的網球女選手交談，她在懷孕期間，形成大量難看的靜脈曲張。醫師認為她不能再打網球。在懷孕第七個月時，一個彈珠大小紫色的血塊，使她整條腿發炎，並且持續疼痛。醫師讓她臥床休息，並且建議她以剖腹生產。這時她開始在每餐飯後服用三百單位的維生素E，因為腿部發炎，她還每天吃六次一千毫克的維生素C。這位女士及她的母親都說，在這樣的治療後不但血塊消除，所有的靜脈曲張也都消失了。在她生產後一個星期，她開始恢復打網球，而她的雙腿也已經完全恢復正常。

靜脈曲張時，血塊常附著在血管壁上，引起發炎及腫脹，腫脹的血管壁及血塊阻礙靜脈血液的流通。靠近腿部中央的大靜脈，通常可將百分之九十的血液，由腿部輸送回心臟。當這個靜脈阻塞時，大量的血液便須改由表面的小血管回流，使得小血管很快地變成難看的腫脹、曲張。如果此時能及時補充維生素E，飲食中也能充分攝取，則靜脈曲張通常會在幾天或幾個星期內消失；但是在維生素E缺乏時會再度復發。

有一些人告訴我，他們持續二十年的靜脈曲張，在飲食中加入維生素E後就消失了，而在沒有服用維生素E時，靜脈曲張持續發作，血液流通受阻，時常產生疼痛的潰爛，有時腿部一直包裹在彈性絲襪之中，也會導致疼痛，甚至行走困難。

附著血管壁的血塊，會使整條靜脈發炎、疼痛並且泛紅，稱為靜脈炎。以兔子及狗作實驗，缺乏維生素E時，也會產生靜脈炎。服用維生素E後，會形成許多與阻塞的舊血管平行的新血管，使血液再度暢通，血塊很快溶解，發炎也消失了。

臨床實驗中，三百二十七個靜脈曲張患者，每天服用三百到八百單位的維生素E後，血塊溶解，疼痛解除，效果相當讓人滿意且戲劇化。因為在開始服用的十二個小時以內，就能有所改善，甚至有些患者在四天之內就完全復原。

在一個試驗中，將色素注射到靜脈曲張或靜脈炎的病患血管中，再照射X光，也顯示血塊已經消失，血液循環恢復正常。

因為手術後常會引發靜脈炎，在一個研究中，一百名病患在動手術之前，服用兩百單位維生素E，手術後出現少量的血塊，但是沒有患靜脈炎。數目相當的手術病患，沒有服用維生素E，手術後其中五個人患靜脈炎，三十個人出現血塊，兩個人罹患肺栓塞（即血塊使肺部阻塞）。

最近我收到一封來信說：「我的姐姐恐怕活不成了，她只有四十六歲，但是她患了靜脈炎，全身都出現凝結的血塊。從去年春天開始，她的肺部發現血塊，現在她的身體腫得愈來愈厲害，雙腿腫得非常可怕，你能幫幫忙嗎？」幸運的是，我們用高蛋白的飲食，加上充足的維生素C、E及泛酸，使她的病情減輕許多。

缺乏維生素E時，可能造成肺栓塞及中風。對於中風的人所作的血液分析發現，百分之八十都嚴重缺乏維生素E；在中風後，即使經過一段長時間才服用維生素E，也能有顯著的改善。口服避孕藥會增加對維生素E的需要，使女性容易患靜脈曲張、靜脈炎、肺栓塞，甚至中風。

在美國因心臟病死亡的人數，比其他文明國家高出十倍，其病因通常是因為冠狀動脈阻塞，使氧氣供給受阻。有關維生素E預防冠狀動脈栓塞的研究非常少，只知道維生素E能減低對氧的需要，有助於使血塊溶解，刺激血管再生等。

一百個因為血液凝塊引發心臟病的患者，每天服用兩百單位的維生素E，與人數相當但未服維生素E的病患作比較，後者心臟病復發的人數比前者高出四倍。在一個類似的研究中，四百五十七個冠狀動脈栓塞的病患，在服用維生素E的期間，沒有人心臟病復發；另外兩百四十六個控制組病患，沒有服用維生素E，其中二十三個人因為血液凝塊而引發心臟病。這群劫後餘生的心臟病患者，血液中維生素E的含量持續偏低，心電圖也不規則。

因心臟病死亡的人，可以在他們的心肺中發現大量退化的瘢痕組織及褐色斑點，作組織分析時，也可以明顯地發現缺乏維生素E。

維生素E有預防凝血效果

心臟病發作後的病患，每天服用六百到一千六百單位維生素E，病情有所改善、使脈搏規律，而且疼痛明顯減輕，呼吸急促的情形也減少。使用維生素E的醫師說，維生素E比危險的抗凝血藥物，有更好的預防凝血效果；如果服用大量的維生素E，減少氧氣的需求量，病患在致命的心臟病發作時，便能夠挽回性命。

若自嬰幼兒時期開始，每天服用維生素E，常可以治癒先天性的心臟病。我曾經為許多原本需要開刀治療的先天性心臟病兒童設計營養食譜。這些孩子自嬰幼兒時期開始，每天服用一百單位的維生素E，沒有人需要開刀，其中有幾個甚至成為運動員。

在動物實驗中，維生素E缺乏會引發腎臟炎。有些醫師給罹患腎臟炎的兒童服用維生素E，每天僅服用三百到四百五十單位，便能減輕水腫，血液及白蛋白不再隨尿液排出、血壓降低，腎臟炎時常併發的貧血也獲得改善。

最近有一位腎臟專家堅決地告訴我，在維生素E對腎臟炎的治療效果未經證實之前，他絕對不會貿然讓病人服用。我想說的是，雖然腎臟受損的原因有很多，但是任何事物都必須經過嘗試才知道效果；沒有任何人，包括醫師，有權利讓病人營養不良。

維生素 E 可增進肝的解毒功能

只要維生素E攝取充足，肝臟可以解除食物防腐劑、麵粉中所添加的漂白劑、殘留的殺蟲劑、化學肥料、工業毒素，如四氯化碳及各種有毒物質等的毒性。若攝取不足，這些物質均會使肝臟受損。根據調查，嚴重缺乏維生素E的病患，其中三分之二都有肝臟受損的情形。

甲狀腺功能失常的人，服用維生素E特別有幫助。由於動物缺乏維生素E時，甲狀腺無法分泌甲狀腺素，無法吸收碘，而使兩眼凸出。在一個實驗中，七十個甲狀腺功能異常的成人，每天服用五百單位的維生素E，同時碘的攝取量加倍，使血液中附著於蛋白質的碘分量也增加；於是甲狀腺的功能恢復正常，另外，服用維生素E後，甲狀腺腫大通常也會消失。

維生素E對內分泌也有重要的作用，當攝取充足時，腦下垂體中維生素E的含量比身體其他部份高出兩百倍。缺乏維生素E時，各種腦下垂體荷爾蒙的分泌都將減少，如生長激素、腎上腺素、甲狀腺素及性腺荷爾蒙等。一旦補充維生素E後，荷爾蒙的分泌量即迅速增加。而分泌正常的腦下垂體、腎上腺及性腺，在維生素E不足時也會受到損害。

法蘭西斯·波特吉博士（Dr. Francis M. Pottenger. Jr.）預言，如果人們的飲食持續營養不良，將來女性的胸部，及男生緊窄而充滿陽剛氣息的臀部都會消失，人們將雌雄莫辨。他的預言並非杞人憂天。

若形成結締組織及細胞膜的不飽和脂肪酸，在缺乏維生素E時，受到氧氣的破壞，病毒、細菌及過敏原，就能暢行無礙地進入組織中。例如膽囊纖維化，使維生素E無法被吸收，而造成感染的蔓延。

此外，缺乏維生素E的保護，維生素A也會受到破壞，使兒童經常受到無謂的感染。同樣地，醫師讓長青春痘青少年服用維生素A，如果維生素E不足，情況依然無法改善。飲食中維生素E的攝取量愈多，便能儲存愈多維生素A。

水溶性的維生素A及D滴劑，會迅速將維生素E破壞殆盡，進而使維生素A喪失效用。魚肝油中的維生素A雖然較為穩定，但仍然必須有維生素E的保護。而充足的維生素E可以解除過量的維生素A所產生的毒性。

維生素E也有重要的防癌作用。年老的動物缺乏維生素E時，容易罹患癌症；大量的維生素E能抑制血漿中癌細胞的生長。歐特・華柏格博士（Dr. Otto Warburg）說，癌細胞只能在缺氧的狀態下才能生長，例如帶氧酵素流失、遭到破壞或不存在，維生素E能大量降低對氧氣的需要量。將維生素E膠囊中的粉末灑在患處，可能可以治癒早期的皮膚癌。

維生素E對許多不相關的疾病都有助益。例如，血友病患者在服用維生素E後，會有持續而迅速的改善效果。對於糖尿病患者，通常在服用維生素E後可以減少胰島素的劑量。至於經常過敏，或對感染的抵抗力較低的人，服用維生素E後也會改善。

維生素E缺乏時，形成細胞膜的脂肪酸分解，細胞不再設防，病毒容易入侵，加以補充維生素E後即可輕易見效；對收縮的瘢痕組織造成的視網膜剝離也有幫助。

維生素E對於一些缺氧的疾病特別有效，如氣喘、肺氣腫、血栓閉塞性血管炎等。對於尿布疹、青春痘及陰道感染也有效果；並可以使小疣脫落，改善紅斑性狼瘡、皮膚硬化等。老年人服用維生素E，可以使神智更清晰。維生素E促進乙醯膽鹼的利用，對於肌肉無力也有治療的效用。

每個人對維生素E的需要量有很大的差異，有些人的需要量比別人多四倍。另外，壓力、油脂的攝取、長期缺乏維生素E、個體的迅速成長、更年期、服用性激素時，都會使維生素E的需要量增加。

油脂或不飽和脂肪酸的攝取少量增加，就會增加六倍維生素E的需要；因此，攝取脂肪，而未同時攝取維生素E是相當危險的。有很多醫師建議病人攝取脂肪，以預防心臟疾病，卻未兼顧維生素E；很多小兒科醫師也推薦缺乏維生素E的全脂奶粉，所造成的巨大傷害可想而知。

每人每日的維生素E需要量由三十到數百單位不等。經過慎重的研究，成人每天約需要一百四十到兩百一十單位，但是飲食中每增加一匙油脂，就必須增加一百單位的維生素E。稍微過量的維生素E會儲存於腦下垂體、腎上腺及性腺，但是很快就會消耗殆盡，特別是在發生疾病時。

每天攝取六百到一千六百單位的維生素E效果最佳，當飲食中含有脂肪時，必須補充維生素E。然而，因慢性風濕熱引發高血壓，使心臟受損的人，在最初的六個星期之中，每天維生素E的攝取量最好不要超過一百單位；以後再逐漸增加到每天一百二十五單位，六個星期後則增加到一百五十單位。

維生素E一直被認為不會產生毒性。早產兒在短期內每天服用一千四百單位的維生素E；兒童每天服用兩千單位的維生素E，都沒有中毒的跡象。然而，有一個四十一歲的男子，每天服用四千毫克的合成維生素E，卻有腹瀉、異常的情緒沮喪，口、唇、舌疼痛等現象。動物也曾發生中毒的情形，造成腎上腺、甲狀腺及性腺的功能退化。因此如果每天超過一千六百單位的劑量，則服用的時間不能過長。

維生素E的需要依飲食中脂肪的含量而定。美國人脂肪的攝取量自一九四六年以來，已經增加三倍；而維生素E卻持續遞減，現在平均每天僅吸收七點四單位。除非在飲食中迅速補充維生素E，否則我們可以預期本章中所探討的疾病與症狀會更常見，並且更嚴重。

然而，精碾的麵粉及以化學方法提煉的油脂中，維生素E都被棄置不用。我們還能容忍這種可怕的浪費嗎？

21 放鬆神經的鈣質

脾氣不好表示缺鈣

任何一個瞭解鈣的重要性的人，絕對不會讓自己缺乏鈣。鈣可以像母親一樣撫慰我們，就像鎮靜劑一樣使人放鬆，並且像氧氣罩一樣挽救人們的性命。

雖然人體百分之九十九的鈣質存在於骨骼及牙齒中，鈣質缺乏之時，神經與柔軟組織所出現的症狀卻令人難以忍受。例如，鈣質有助於神經刺激的傳達，當鈣質不足時，神經就會變得緊張，使人開始鬧彆扭。

缺乏鈣質的人，經常神經緊繃，無法放鬆下來，工作所產生的疲勞無法獲得紓解，所以總是疲於奔命，使得自己精疲力竭，暴躁的脾氣更令人敬而遠之。

一位母親最近向我道謝，說我讓她的兒子恢復性情。她的兒子十七歲，原本是個火爆浪子，在改善飲食，攝取充分的鈣質後，性情就好多了。

若血液中的鈣質過高，也和維生素D過量中毒一樣，神經鬆弛以致使人昏昏欲睡。以電流刺激時，神經與肌肉的興奮性也大幅降低。

缺乏鈣質的人，常會大量吸入空氣。這種人說話的速度通常很快，在談話當中，空氣就會經由喉嚨進入胃部，神經緊張的女人特別容易如此。不論男性或女性，都會在無意間猛吞唾液及空氣。

許多人時常狼吞虎嚥，像飢腸轆轆的嬰兒一樣，在進食時吞下的空氣，隨著產氣性食物，如洋蔥、青椒、大蒜等，在打嗝時湧上來，常被誤以為是消化不良。他們是碳酸氫鈉及制酸劑胃藥的愛用者，這些藥物會產生大量的二氧化碳，迫使胃部上端的活瓣打開，以便打嗝排氣；但這些藥物也會中和胃酸，使食物中所含的鈣質無法溶解，而無法進入血液。

吸入的空氣有時候會進入腸道，因而形成脹氣，甚至腹痛。此時如果供給充足的鈣質到達神經，這些症狀很快獲得紓解。

鈣質缺乏的人常會失眠，那是神經無法放鬆的另一種形式。只要攝取充足的鈣質，就可以避免吃安眠藥及其所產生的副作用。

牛奶是最豐富的鈣質來源，睡前一杯溫牛奶，熱度能加速消化，鈣質可紓解神經，使人容易入睡，這種方式受到美國醫療協會及食品藥物管理局的稱許。

組織中極度缺乏鈣質的人，一杯牛奶中的含量是不夠的。我通常告訴嚴重失眠的人，在睡前服用兩顆鈣片，加上一杯牛奶，如果仍然無法入睡，則每隔一個小時再喝一杯牛奶加鈣片。

二十年前，我與一位經常失眠的醫師討論到此一問題，到現在他還把鈣片稱為「催眠藥片」，並且推薦給失眠的患者。

鈣質缺乏也可能引起肌肉緊張或抽筋。如血液中鈣含量太低，可能會產生痙攣；幸運的是這種尋常的肌肉症狀並不嚴重。雖然任何部位的肌肉都可能會抽筋或痙攣，腿部抽筋卻是最普遍的。而腸痙攣，即痙攣性結腸炎或痙攣性便祕，在攝取充足的鈣質後，便能獲得改善。

青春期的青少年在成長發育時，需要大量的鈣和鎂，否則脾氣會變得十分暴躁，有時候連最有耐性的母親都會後悔把這些孩子養大。初次月經來潮前的少女，血中的鈣質降到非常低，而有緊張、失眠及蛀牙的情形，並且脾氣暴躁難以相處。如果能每日喝一公升牛奶，並且在三餐飯後及睡前服用二到三顆鈣片，最好含鎂及多種礦物質，整個性情便能在一夜之間改觀。然而，還需要維生素D使鈣質能充分吸收。

女性經期前後更需要充足的鈣

女性對鈣質的需要量與卵巢的活動有關，在月經來潮前一個星期，血鈣降低，而有緊張、暴躁，或是情緒沮喪等現象。在月經開始來潮時，血鈣降得更低，時常造成子宮壁的肌肉痙攣。青春期的少女情況特別嚴重，若不固定服用鈣片，這種情形可能會從月經來潮前一個星期，持續至月經完全結束。如果只是輕微的痙攣，可以每隔一小時服用鈣片，直到不再痙攣為止；此種月經性痙攣，通常會在半個小時內停止。

婦女在更年期，卵巢荷爾蒙分泌不足，會產生嚴重鈣質缺乏的症狀。必須補充大量的鈣質，並確定鈣質完全為血液吸收，避免從腎臟流失。

攝取充足的鈣質，可以避免婦女在更年期時暴躁、燥熱、夜間盜汗、腿部抽筋或是情緒沮喪等情形。甚至在月經完全停止後，每個月的月經週期，仍然可以感覺鈣質的缺乏症狀，此時即應該增加鈣質的攝取量。

鈣是良好的止痛劑

早期的醫學書籍曾經記載，以注射鈣質治療肋膜炎的劇烈疼痛。令人不解的是，鈣質並未廣泛地被用來緩和其他各種疼痛。有一位醫師說，他只將一至四克的葡萄糖酸鈣注射到病人的血管中，不用鎮靜劑，便能立即止痛。重病患者及莫名頭痛的人，無法吸收口服的鈣片來緩解疼痛；但是症狀較輕的人則有效果。例如，偏頭痛的患者，在發作的間隔時服用鈣片，加上維生素B_6，會有很大的幫助。在看牙醫之前先服用鈣片，有助於放鬆並緩和牙痛，牙醫師診治時會比較輕鬆。

充足的鈣可以減輕蕁麻疹的發癢及關節炎的疼痛。我常建議即將臨盆的產婦，在被推進產房之前，每隔一個小時服用一個維生素D膠囊及兩三片鈣片。有很多人告訴我或寫信給我，這樣的方法使她們在生產時完全不覺得痛。

鈣質的另一個作用是幫助血液凝結，在重大車禍或意外時，此項血液凝結的作用攸關生死。鈣質可以降低細胞膜的滲透性，防止有害細菌、病毒或過敏原等進入細胞中；並且能維持正常的肌肉彈性與良好的姿態，以及強韌的肌肉收縮；因此在生產時大有幫助。鈣質也能減少疲勞，並加速體力的恢復。

鈣是牙齒及骨骼健康必需的礦物質

缺乏鈣質時，容易蛀牙，骨骼也變得較疏鬆，即使服用大量的維生素D也無濟於事。維生素D及鈣質兩者都必須充分地攝取並且完全吸收，才能維護牙齒及骨骼的健康。磷與鈣是組成牙齒及骨骼的主要成分，也是人體所需最重要的礦物質。

很多調查顯示，所有營養素之中，鈣質缺乏的情況最普遍；而牛奶則是鈣質唯一可靠的來源，當然包括各種乳類製品，如酸奶、發酵酪乳、優格等。起司經常在製作過程中使鈣質流失，攪拌使乳清分離的酪乳中僅含有少量的鈣質，以脫脂牛奶製成的酪乳則含量非常豐富。

鈣質含量豐富的食物有菠菜、芝麻、黃豆及牛奶等，在日常食物中要注意補充；根據醫學書籍所列載，成人每天必須吃下列這些鈣質含量豐富的食物，才能滿足對鈣質的需求；七十二個蘋果、八十根香蕉、四十二個柳橙、十一杯胡蘿蔔、三十三顆蛋、七十七個馬鈴薯，或是兩百一十四個椰棗，由此可見其需要量之大。

當然有些人不喝牛奶也一樣健康，他們都有其他鈣質的來源；夏威夷人吃山藥，東方人吃豆腐；愛斯基摩及非洲原住民，以前的美洲印地安人等，都是由魚類、小型動物及鳥類的骨頭中獲得鈣質。麥可・華許博士曾發現墨西哥的印地安人，用柔軟的石灰石磨玉米餅，每天所獲得的鈣質相當於八公升的牛奶。

鈣片或鈣粉中含有的鈣鹽，可從牛奶或果汁中吸收的葡萄糖酸鈣、乳酸鈣及鈣糖等，都比鈣磷片或氯化鈣更容易吸收。骨粉中有豐富的鈣質，但卻含有過量的磷。雖然鈣鹽對人體無害，但是即使在最理想的狀態下，也只有少量能為人體所吸收。

鈣質必須先由胃酸加以溶解，才能通過腸壁進入血液。由牛奶中所獲得的乳糖，可以增加鈣質的吸收，因為它由腸道菌分解成乳酸，使鈣質在酸性環境下易被吸收。但如果飲食中含過量的磷，則鈣質與磷會合成一種連乳酸也無法溶解的鹽類。

碳酸氫鈉或任何鹼性物質，都會中和胃酸；吃糖果或其他濃縮糖類也會刺激鹼性消化液的分泌，減少或阻止鈣質的吸收。脂肪能促進鈣質的吸收，因此兒童，特別是嬰幼兒，應該喝全脂牛奶，不要喝脫脂牛奶。成人如果偏好脫脂牛奶，最好在進餐時喝牛奶，或是加上一道用油類調味的沙拉。

鈣與磷的相互作用

若飲食中攝取過量的磷，大量的鈣質便會隨尿液而流失。所以磷的攝取量最好不要超過鈣質的兩倍；然而人們攝取的磷常超過十倍以上。不但動物需要磷，所有的植物也都需要磷。美式的飲食中缺少鈣質，而磷的含量則非常豐富。鈣質與磷結合，才能有利牙齒及骨骼的健康；如果鈣質的比例不足，便無法與磷結合，導致磷的流失。

血液中必須經常含有鈣質，如果供應不足，就會由骨骼中取得。不幸的是，尿液中的磷是以鈣磷鹽的形式排出，除了有限的鈣質，連最需要的磷也一併流失。因此，葡萄糖酸鈣及乳酸鈣，比含磷的鈣鹽更好。

肝臟、酵母、卵磷脂及小麥胚芽中含有豐富的磷，但是鈣質卻很少。如果吃很多這類的食物，必須同時服用葡萄糖酸鈣及乳酸鈣，否則，鈣磷的比例失衡，過量的磷將隨尿液排出，導致鈣質嚴重缺乏。不喝牛奶的人常喜歡服用大量維生素D；攝取過量的磷，並缺乏鈣質，會使人神經崩潰。

磷、鈣及維生素D是相互依存的。當食用大量的牛奶、發酵酪乳、優格等乳製品，就不會有鈣質缺乏的困擾；同時不宜在短期內食用大量的肝臟、酵母、卵磷脂或小麥胚芽。如此，鈣鹽不但無害，並且有極高的價值。

多餘的鈣質儲存在長骨兩端的組織中以備不時之需。煮湯的骨頭切開時，也可看到這種組織。如果沒有儲存的鈣和磷，副甲狀腺會分泌一種荷爾蒙，由骨骼中取得組織所需要的份量。但為了維持一定的血鈣，骨骼會逐漸疏鬆且易碎，牙齒容易蛀蝕，各種鈣質缺乏的症狀日益明顯。如果這些症狀持續下去，骨骼的情況就會出現危機。

許多人因為鈣質及維生素D攝取不足，而必須花費大量的金錢治療背痛。成年人每天至少必須攝取一公克以上的鈣質，可以由四杯牛奶、優格或酪乳中取得。鈣質的攝取量愈多愈好。芬蘭人及瑞士人每天所攝取的鈣質平均為六公克；很多原住民每天鈣質的攝取量則更高。

很少營養素像鈣質一樣，能促進家庭的和諧。一家人缺少鈣質，便會經常爭執不休，永無安寧；有了它，就會安靜和樂。

22　鎂——天然的鎮靜劑

缺乏鎂所產生之症狀

鎂是另外一種營養素，像鈣一樣具有保護神經的作用。只要稍有缺乏，就會變得暴躁易怒、緊張、對聲音敏感、衝動、憂慮、惹是生非。嚴重或長期缺乏時，可能會使人抽搐、顫抖、脈搏不規則、失眠、肌肉無力、痙攣、腿部抽筋；兩手顫抖得很厲害，連寫字都有困難。腦波圖、心電圖及肌肉反應圖上，大腦、心臟及肌肉的電波記錄都顯示出異常的現象。

鎂嚴重缺乏時，腦部所受到的影響最大，思緒不清、混沌、喪失方向感；明顯的沮喪，甚至會精神錯亂，產生幻覺，服用適量的鎂後，這些現象便會消失。

醫學報告有一則病例，一個六十八歲的男子，因為腹瀉而導致鎂缺乏，脾氣開始變得暴躁易怒、喪失方向感、思緒混亂、嘮叨不休、喜歡挑釁、安靜不下來，這些情形持續九天。讓他服用一匙愛普森鹽（Epsom Salts）即硫酸鎂，幾個小時後，所有的症狀都消失了，他又恢復為一位「愉快的紳士」。

另一個例子是由於缺乏鎂而引發的肌肉無力。受試者在接受缺乏鎂的飲食後，會因為控制膀胱閉合的肌肉無力，而有尿床的現象。這種情形通常發生在各種硬化症的病人身上。一位患有多發性硬化症的婦女告訴我，她忍受白天小便失禁的尷尬情形已經有四年，但是在飲食中加入鎂後，立即不藥而癒。

醫師不太容易檢查出鎂缺乏，因為鎂大多存在於細胞內部，在血漿中的數量變化很小。服用利尿劑或抗生素、顫抖、肌肉無力或抽筋、癲癇、腹瀉、糖尿病、腎臟炎或精神錯亂的患者，細胞中鎂的含量均偏低。

動物缺乏鎂數天後，就會開始痙攣，使腎臟受損，並且出現腎結石。心臟出現異常，並且有細胞死亡、出血或心臟肌肉鈣化等情形，即鈣質沈積在許多柔軟的組織中，如骨骼肌、腎臟，特別是動脈血管壁內。

必須要有適量的鎂，細胞才能儲存鉀。所有的症狀，尤其是組織鈣化，在鈣質缺乏時更容易惡化。美式飲食中磷的含量過高，經常會引發致命的心臟病。

鎂可防治心臟病

只要給予充足的鎂，動物即使吃含大量飽和脂肪及高膽固醇的食物，也不會出現心臟疾病。同樣地，追蹤那些飲食含豐富鎂的人們，令人驚奇的是，沒有出現任何心臟病或動脈粥狀硬化症。因此，缺乏鎂是導致心臟病高死亡率的主要原因，這是無可置疑的。

鎂是降低血液中膽固醇的主要催化劑；心臟病的存活者，每天服用一些愛普森鹽（瀉鹽），有十分顯著的效果。在一個研究中，血液中含鎂量高的人（每一百CC血液中含二·〇六毫克），平均膽固醇的含量為一七〇毫克；含鎂量低的人（每一百CC中含一・七一毫克），平均膽固醇的含量為四七〇毫克，這是心臟病隨時可能發作的危險數字。

飲食中鈣質的攝取量偏低時，鈣質沈積於柔軟組織的情況更惡化，這是非常重要的認知。因為罹患關節炎、黏液囊炎、動脈硬化，或其他因為鈣質沈積或骨刺而造成異常疼痛的人，可能會因此排斥鈣質含量豐富的食物。事實上，除非同時攝取充足的鈣和鎂，否則病情無法改善。

有不少醫師告訴腎結石的病患不要喝牛奶，結果更容易形成結石。維生素E不足時，也會發生這種鈣質沈積的情形。在心臟手術後，病人極需鈣與鎂，若未能及時補充，幾天之內就可能會因為心肌鈣化過於嚴重而導致死亡。

在過去十年內，數以千計的科學研究報告，證實缺乏鎂是非常普遍的情形。使用化學肥料，尤其是石灰質土壤，土地上吸收水溶性的肥料而很快飽和，鎂無法滲入土壤中為植物所吸收。如果使用化學肥料，而採用含有鎂的白雲石或牡蠣殼粉施肥，所生長的植物就能含有豐富的鎂。

食物中的鎂在經過浸泡或燙過後就會流失。即使攝取充足的鎂，也會因為腹瀉、腎臟疾病、糖尿病、服用利尿劑、喝酒等而流失，而導致缺乏。每天喝兩小杯酒的人，尿液中鎂的含量，比不喝酒時高出三到五倍。喝酒而未在飲食中補充鎂的人，無異是向心臟病招手。

鎂有治療癲癇症的效果

動物缺乏鎂會引起痙攣。癲癇症患者的血液及細胞中都明顯地缺乏此種營養素，讓他們服用鎂，效果非常驚人。一份醫學報告中，提及一個三十八歲的男性，因為罹患腎臟炎，使鎂隨著尿液流失，而導致嚴重的癲癇，各種抗癲癇的藥物都無法控制。但在服用鎂後一個小時之內，癲癇即停止，即使鎂在尿液中持續流失，亦未再復發。

德州的班納（Dr. L. B. Barnet）醫師，讓三十個癲癇症兒童每天服用四五〇毫克的鎂，停止所有的抗癲癇藥物。其中有幾個病情非常嚴重，大量的抗癲癇藥物也無法控制。除了一個兒童例外，其餘都有顯著的改善。不論症狀輕重，鎂都有治療的效果。一個十三歲患癲癇症的男孩，十年來一直被認為是精神失常，服用鎂後，即顯示出過人的智慧。

營養均衡的飲食，配合維生素B_6，才能有持續的效果。一位醫師告訴我，他讓癲癇病人每餐服用二十五毫克維生素B_6及一匙愛普森鹽，三天後停止所有的抗癲癇藥物，效果非常良好。一個星期後，病人只在早餐後服用維生素B_6及鎂，劑量視病情而定，在發作時立即增加。鎂及維生素B_6在預防懷孕期間嚴重的抽筋亦同樣有效。

我一直想不通為何很多父母不敢讓癲癇症的孩子服用鎂。我自己就不會那麼猶豫不決。有很多父母寧可讓他們的孩子忍受病痛，或是不停地吃藥，也不願意在飲食中加入一些無害的鎂，因為他們不瞭解醫師太忙，實在沒有時間閱讀每年數以千計的研究報告。

有無數聰明善良的人，因為患癲癇症而被拘禁在精神病院，僅獲得少得超乎想像的食物。醫師讓病人服用抗生素及利尿劑，使尿液中流失的鎂增加，更容易使癲癇症發作。許多小兒科醫師推薦營養不足的奶粉，常引發嬰兒癲癇症。

人體中每一個細胞都需要鎂，包括腦部細胞。鎂對於蛋白質的合成、脂肪及醣類的利用及數百組酵素系統，特別是產生能量的酵素，都有重要的作用。多數酵素中都含有維生素B_6，必須有充足的鎂才能充分吸收，缺乏其中之一，都會出現相同的症狀；如抽筋、顫抖、失眠、腎臟炎、腎結石等。

缺乏鎂時，大量的鈣將隨尿液流失。嬰兒常發生這種情形。許多嬰兒奶粉及嬰兒配方食品中鎂的含量極低，嬰兒又需要攝取大量的鈣質。未受過營養訓練的小兒科醫師，既未補充鎂，也無法察覺出鎂缺乏的症狀。結果使嬰兒明顯地對聲音敏感、失眠、顫抖、疼痛的肌肉痙攣，活動過度或是癲癇；幼兒也會因為鈣質持續流失而使骨骼發育不良。

很多嬰兒缺乏鎂而整夜啼哭，使父母也跟著徹夜失眠。因為缺乏鎂而對聲音敏感，因此只要一點聲音都會使嬰兒驚醒。鎂攝取不足時，使鉀脫離細胞，可能會造成嬰兒急性腹絞痛。每天一次在餵食牛奶時，加上四分之一匙愛普森鹽，就能防止缺乏鎂所產生的症狀。五百毫克的愛普森鹽就能使嬰兒的癲癇停止。

因為鎂不足時，會使大量的鈣經由尿液流失，所以鎂對於防止蛀牙、骨骼發育不良、骨質疏鬆症、骨折復原太慢等，都有間接的影響效果。如果有上述這現象，應該立即在飲食中補充鎂。土壤及水分中鎂含量充足的地區，如德州的達夫史密斯郡，當地的人們很少患蛀牙，即使是老年人，骨折的情形也非常少。

缺乏鎂而造成大量鈣質的流失，常容易形成腎結石；鎂或維生素B_6缺乏時，也會形成腎結石。如果只有鎂缺乏，鈣及磷會形成結石，若單獨缺乏維生素B_6，則由鈣與草酸形成結石。只要適量補充這些養分，即可防止結石，但是不足時則會再度復發。

鎂的最佳來源是堅果、黃豆及煮熟的綠色蔬菜，如菠菜、甜菜、甘藍菜等，只要栽培這些蔬菜的土壤未使用化學肥料，煮菜的湯汁不倒掉，就不虞匱乏。但多數人並不常吃這些食物，含量最豐富是海螺，但很少有人願意吃。

嬰幼兒及多數的婦女，每天約要五百毫克的鎂；青少年、男性、孕婦及疾病的復原時期，則約要八百毫克。這些攝取量包括每日由尿液、糞便及汗水中流失的量。

在一個實驗中，受試者吃的是典型的美式飲食，白麵包、精碾的米食、通心麵、義大利麵、糖果、果醬、西點，及不具刺激性的飲料，就已經出現缺乏鎂的症狀。即使完全吃未精製的食物，每一千卡路里約含一百毫克的鎂，其中半數無法吸收。成人鎂的攝取量充足，則不會產生心臟疾病或動脈硬化，依其理想體重，每天的攝取量為每磅五毫克，或每公斤十毫克。

鎂的需要量與鈣質的攝取量成正比。飲食中鈣質的含量愈多，則需要愈多的鎂。單獨攝取鈣質可能導致鎂缺乏。母親或醫師給嬰兒喝的牛奶若未添加鎂，會如動物實驗的結果一樣，導致抽筋。但攝取過量的鎂也同樣有礙鈣質的吸收。

鈣與鎂的理想比例大約是二比一，或是每一千毫克的鈣需要五百毫克的鎂。兒童、孕婦、及病後調養的人需要特別多的鎂。而男人的需要量比女人多。當鈣質的攝取量增加時，鎂也應該相對增加。健康食品店亦出售鈣磷比例適當的片劑，或是加入磷鹽的骨粉及各種鈣鹽。

碳酸鎂、重碳酸鎂、氧化鎂、氯化鎂及硫酸鎂都能有效補充鎂的攝取量。半茶匙上述各種鎂化物提供二百五十到五百毫克的鎂，可以加在牛奶或果汁中，並不會有異味。氧化鎂會完全中和胃酸，因此消化不良的人並不適用。

服用過量含鎂的瀉藥或抗酸劑，會引起肌肉無力、倦怠、暈眩、喪失方向感、反胃、說話困難、心跳變慢、嘔吐甚至昏迷或失去意識。這些症狀在補充鈣質後就可以痊癒，但是鈣與鎂的比例必須均衡，兩者都必須適量，過與不及都是有害無益。

因為鎂對人體非常重要，不論男人、女人或兒童，除非所吃的食物是在含有豐富鎂的土壤裡栽培，並且完全不用化學肥料，否則都必須適量地補充。醫師每年為數百萬個神經緊張、情緒失控、神經過敏的人開鎮靜劑的處方，而這些人多半是缺乏鎂。

最近有一位女醫師告訴我，她以前大多給病人開鎮靜劑。當她開始研究營養學後改讓病人吃含豐富鎂及鈣的食物，不但不再需要鎮靜劑，治療的效果也更快更好。她相信，鈣與鎂是天然的鎮靜劑。

23 不可或缺的鐵與碘

缺乏鐵質所引起的貧血症

幾乎每一種天然的食物中都含有碘，多年來食鹽中添加碘，價格並未提高。然而，缺乏鐵質及碘的情形仍然非常普遍，真是不可思議。人們不認為這兩種礦物質有與切身相關的價值，因此並不注重。

很久以前，有一位患鐵質過多症的男人向我求助，他的體內累積過多的鐵質。他的雙胞胎兄弟，就是死於這種致命的疾病。他要我協助設計一份完全不含鐵質的食譜，即沒有肉類、蛋、水果、蔬菜、酵母、小麥胚芽或全麥麵包及穀類食品，果真如此，這種飲食根本無法維持健康。

蛋白質、碘、鈷、銅、維生素E，任何一種維生素B，特別是葉酸、菸鹼素及維生素B_6缺乏時，都有可能造成貧血。貧血的人，有的會感覺到舌頭異常或疼痛，表示維生素B群缺乏。每一種營養素都是製造健康血液不可或缺的，但有許多種貧血的情形都可以用鐵質改善。

紅血球是由骨髓所製造出來的。健康的成年人每分鐘約製造出十億個紅血球。即每立方公釐的血液中，通常有五百萬個紅血球。這個數字是正常值。健康的紅血球必須含某種紅色的物質，即血紅素，與氧氣化合並且加以輸送。半杯血液大約要有十五克的血紅素，如果紅血球的數目低於四百萬個，或是血紅素低於十二克，就是所謂的貧血。

缺乏鐵質所引起的貧血，多發生於婦女、兒童、男女青少年；成年男性則較少見。原因是兒童正在發育，而婦女則受月經影響。男人通常會因為胃潰瘍出血而導致貧血，或捐血過多而未適度補充營養，也可能造成貧血。如果貧血僅是由於缺乏鐵質所引起，則血紅素的顏色不足，但紅血球的數目正常。

貧血的人無法獲得充足的氧，產生的能量減少，而有虛弱、暈眩、呼吸急促、心跳加劇或是心悸、倦怠等現象。指甲容易斷裂，並且出現直線凸起的線條；通常面色蒼白，並且無精打采。由於到達腦的氧氣不足，所以思緒無法敏捷清晰，並且容易遺忘。但只要飲食營養均衡，紅血球及血紅素的數目便能恢復正常。

精製米麵，鐵質大量流失

除了血紅素之外，許多酵素及肌肉血紅素也需要鐵質。缺鐵性貧血的最大原因，是麵包、糖及精製的穀類所引起。雖然許多所謂營養麵粉標榜著添加鐵質，但是每磅麵粉只加入六毫克，甚至這種營養麵粉也並不多見。

每磅全麥麵粉中約含有鐵質十八毫克。酵母及小麥胚芽都是鐵質非常好的來源，每半杯的酵母及小麥胚芽中分別含有十八及八毫克的鐵質。我經常建議人們將糖蜜加入牛奶中補充鐵質。有一個三歲孩子，他的父母非常注重營養，所以每天直接用湯匙餵他吃四分之一杯糖蜜。那個孩子連聖誕節都不能吃糖果，但是牙齒卻全蛀光了。從此以後我就不敢再推薦糖蜜。

健康的人大約只能吸收日常飲食所含鐵質的一半；其餘均隨糞便排出。以單一的食物治療貧血的實驗顯示，肝臟能製造最多的血紅素，腎臟次之、杏桃及蛋類又次之。許多含有豐富鐵質的食物，卻沒有很好的造血效果。例如綠色蔬菜，其中的鐵質存在於無法溶解的物質中，無法為人體吸收。一般而言，含鐵質的食物，組織愈柔軟，愈容易吸收。

含鐵質的食物在消化時，鐵質必須先溶於胃酸，才能經由小腸壁進入血液。因為三分之一的貧血患者缺乏胃酸，必須同時有充足的鐵及胃酸，否則對這類貧血並無幫助。酸性的食物，如酸奶、優格、酸的水果及檸檬汁等，均有助於鐵質的吸收，即使加糖的牛奶也有幫助，因為牛奶中的糖會由腸道菌轉變為乳酸。

相反的，精製的醣類刺激鹼性消化液的分泌，阻礙腸道益菌的生長，因此會減少鐵質的吸收。患胃潰瘍、失血性貧血的人，服用鹼性藥物時，亦無法吸收鐵質。

多數無機的鐵質都能被吸收，即使是鐵鏽亦然。有一種古老的治療貧血方法，是把生鏽的刀浸在加醋的水中，隔天再把浸泡的水喝下去；另一種是把生鏽的鐵釘插入酸蘋果一夜後，把釘子拿開，吃下蘋果。

許多用來治療貧血的鐵劑都會破壞維生素E。如果必須服用這類藥物，應在飯後服用鐵劑，八個小時以後再服用一天份的維生素E。我發現肝臟、酵母粉、小麥胚芽及蛋類對於治療貧血效果非常好，甚至不需要鐵劑。豬肝中也含有非常豐富的鐵質。

稍微過量的鐵質可以儲存在肝臟、骨髓及脾臟內，以備不時之需。因為缺乏鐵質而導致貧血的人，是因為平日的儲存不足。

在維生素E充足的情況下，紅血球的壽命可維持四個月，然後就會由肝臟及脾臟收回而由酵素加以分解；其中的鐵質再重覆製造新的紅血球。血紅素經過分解後，其中不含鐵質的部份，經由膽汁排出，稱為膽色素。這些色素使尿液及糞便產生顏色；患黃疸病時，因為紅血球分解速度更快，或是膽汁無法到達腸子，那些色素便出現在眼睛及皮膚上。

青春期時，血液的數量迅速增加，對鐵質的需要量特別高，懷孕期間亦然。沒有懷孕的婦女，對鐵質的需要量則依月經中流失的程度而定。有許多婦女月經的經血太多而不自知，月經中持續流失、懷孕及長期缺乏鐵質的食物，使婦女普遍在更年期或更年期後貧血。除了造成無謂的倦怠、心智混亂、沮喪之外，貧血也會造成健忘症。

美國國家科學研究委員會建議青少年及婦女每天應攝取十五毫克的鐵，男性則為十毫克。而且只要由飲食的自然來源中，攝取到充足的蛋白質及維生素B群，鐵質就不虞匱乏。如果營養良好，維生素B_6及維生素E都不缺乏，卻仍然發生貧血，表示就應該看醫師了。

血液分析可以提供許多訊息給醫師；照著鏡子仔細檢視自己，同樣可以獲得這些訊息。如果你的耳朵、前額、脖子及皮膚有健康紅潤的光澤，就不會有貧血。

碘對孕婦極為重要

攝取過少的碘，比缺乏鐵質更嚴重。在懷孕期間若缺乏碘，嬰兒無法正常發育；情況嚴重時，可能會變成低能兒。老年人嚴重缺乏碘時，會導致黏液水腫。

有一個缺碘的孩子，是父母的第一個孩子，看起來懶散、痴肥，十八個月大還沒有長出牙齒，渾身長滿濕疹；而且有許多異常的行為，使耐心照顧他的年輕母親幾乎精神崩潰。醫師卻說麻煩才剛開始。

另一個例子實在令人難以置信，有一個四十八歲的婦女，足不出戶。我去看她的時候正是八月，天氣非常悶熱，她的女兒來應門，帶我到客廳，她就坐在沙發上，穿著厚重的冬季大衣，腳上蓋著毯子，腳邊燒著一個小的暖爐，房間的門窗緊閉，幾乎令人窒息。她精神恍惚，兩眼無神，動作及思考都是無精打采。她曾經服用甲狀腺藥劑，藥物的副作用使她極度緊張、心悸，但是她並未再去看醫師。幾個星期之前，她才停止服用甲狀腺藥劑。

上述兩個病例，只要每天服用少量的碘，即可以加以預防。

碘與甲狀腺疾病

氣管兩側的甲狀腺必須要攝取充足的碘，才能分泌甲狀腺素。甲狀腺對於人體的成長、健康的維護都有重要的影響。人體各部份都有少量的碘，主要集中在腎上腺皮質部、卵巢，尤其是甲狀腺，可以像海綿一樣吸收碘。

分析血液中的碘蛋白，就能分析甲狀腺的活動。正常的基礎代謝率（BMR），即能量產生正常、健康的人，每半杯（一百CC）血液中碘的含量為四至八微克，若低於四微克則表示碘的攝取量偏低，將使人無精打采。值得注意的是，血糖過低，或缺乏蛋白質、維生素B_1或其他數種營養素，都會減少能量的產生。

缺乏碘時會造成甲狀腺腫大。腫大的甲狀腺比正常時更容易消耗有限的碘，用以維持相同的甲狀腺素分泌量。除了輕微的腫脹或使頸部有輕微的壓迫感，並無其他症狀。頸部腫脹的程度可能非常輕微，不容易被發現；因此我建議每一個人都應學會自我檢查，及早發現。

站在鏡子前面，頭儘可能轉向兩側，如果在你轉頭時幾乎看不到頸部的韌帶，你的甲狀腺就可能有些腫大，應該增加碘的攝取量。

缺乏碘時，甲狀腺的細胞會分解而出血。長期缺乏時，這些細胞會逐漸為大量的瘢痕組織所取代，以致完全無法分泌甲狀腺素。每天同時服用碘及維生素E，才能使甲狀腺再生。甲狀腺功能不佳的人，每天服用四毫克的碘及六百單位的維生素E，甲狀腺素的分泌情形立刻大為改善。

因為甲狀腺控制所有身體活動的速度，所以缺乏甲狀腺素時，會有倦怠、懶散、畏寒、性慾減退、脈搏減緩、低血壓，及攝取少數熱量就會急速增加體重的傾向。輕微缺乏碘與甲狀腺癌、高血膽固醇，及心臟疾病致死均有很大的關聯。

當碘缺乏時，應該及時補充，只吃含碘的食鹽是不夠的。花生、未烘焙的黃豆粉及甘藍菜等，都含有某種可以和碘結合的物質，使碘無法進入血液，食用時應注意同時增加碘的攝取。每天四毫克的碘，通常足以改善各種甲狀腺的異常情況。

一九一七年，美國俄亥俄州亞克蘭地區的大衛・馬林博士（Dr. David Merine）及金柏爾博士（Dr. O. P. Kimball），讓當地兩千一百九十個女孩服用碘，其中每年只有五個人罹患甲狀腺腫大；另外有兩千三百個女孩沒有服用碘，其中便有五百人罹患相當嚴重的甲狀腺腫大。在這項著名的實驗後，加碘的食鹽才開始問世，從此未再發現任何甲狀腺腫大的病例。

加碘食鹽可防治甲狀腺腫大

然而，最近的一個調查中發現，辛辛那提的學童，有百分之五十五的女孩，百分之三十的男孩；明尼蘇達州則有百分之七十的女孩及百分之四十的男孩；奧立岡州有百分之四十的女孩及百分之二十二的男孩，都患有甲狀腺腫大。在克里佛蘭的調查結果，正好和食鹽尚未加碘之前一樣。表示這種有價值的鹽並未受到利用。

此類調查數字真是令人汗顏。疏忽及漠不關心，使得這些異常的情況如此普遍。成人患甲狀腺腫大的情形並無調查資料，但是密西根大學附設醫院在最近的報告中指出，去年就有六百個此類病患。

海洋是碘最主要的來源。在美國唯一不採用加碘的食鹽，而能攝取充足碘的地區，是大西洋沿岸地區，墨西哥灣沿岸的狹長地帶及附近地區，例如堪薩斯州的一部份、南達科他州、猶他州、德州西部及新墨西哥州。栽培植物的土壤通常都含有碘。其他地區的土壤，雖然接近海岸，含碘量卻很低，甚至不含碘。

海中的魚類及海藻是含碘較豐富的食物。據說明尼蘇達州的淡水魚，也會罹患嚴重的甲狀腺腫大。太平洋沿岸許多城市使用溶化的雪水，其中完全不含碘；雖然接近海洋，缺乏碘的情形仍然非常普遍。

加碘的食鹽，根據美國醫療協會證實，其中碘的含量與天然海鹽相近。在日常飲食中加入含碘的食鹽，就足夠供給人體所需要的碘，並且不會有任何害處，因為碘會不斷從尿液、汗水甚至呼出的空氣中流失。然而，這種食鹽的購買率卻只有百分之十五。

我們買了太多加鹽的食物，而不再需要使用加碘的食鹽。要攝取足夠的碘，以維持身體的健康，使用加碘的鹽似乎是最好的方式。凡是普遍使用加碘食鹽的國家，例如瑞士及奧地利等，甲狀腺腫大的情形幾乎都已經絕跡。

幼兒、青少年、孕婦、哺乳的產婦，尤其是更年期，中狀腺腫大會更嚴重。如果一直使用加碘的食鹽，則此時亦無需補充額外的碘；甲狀腺會吸收並儲存碘，以備將來所需。否則在這些特別時期，必須補充某種形態的碘，以免造成缺乏。每天在開水或牛奶中加入數滴碘溶液，對於甲狀腺腫大的防治有很好的效果，但必須由醫師處方。

每天均衡營養的飲食，攝取充足的碘及維生素E，持續數個月，就可以使甲狀腺恢復正常。有時侯連嚴重的腫大都會消失。醫師大都不等病人改善營養，就建議開刀。其實只要使用加碘的食鹽，無需任何額外的費用，即可以有很好的預防效果。

肝臟嚴重受損，以致無法分泌酵素，來抑制不必要的甲狀腺素時，甲狀腺激素不斷累積，加速所有人體細胞的作用，就會形成毒性甲狀腺腫大，使毒性甲狀腺腫大的患者顯得緊張、活動過度，通常也會體重不足；脈搏太快，心跳加劇，對各種營養素的需求激增。這些症狀和缺乏鎂時非常類似，事實上也可能是缺乏鎂。

每天服用二到六毫克的碘，加上高蛋白的飲食，攝取充足的鎂、鈣及各種維生素，受損的肝臟無需開刀便可以復原。

早餐及晚餐後，服用五萬單位的維生素A，持續一個月（需加上維生素E防止對人體造成損害），可以治療毒性甲狀腺腫大；但是如此大量的維生素A具有毒性，不可長期服用。

有一個患毒性甲狀腺腫大的女孩，兩手顫抖得非常厲害，無法握筆寫字，也無法上學，甚至無法自己進食。除了各種營養均衡的飲食及大量維生素A，我還加強維生素B_6及鎂，治療她的顫抖。在二十四小時之內，她的顫抖停止，脈搏由每分鐘一百五十降到七十五，數個星期後，完全沒有任何甲狀腺異常的現象，其後也未再復發。

碘與輻射塵的危害

甲狀腺無法由一般的飲食中獲得足夠的碘，就會大量地由輻射塵中吸收含有劇毒的放射碘，使甲狀腺特別容易致癌及產生腫瘤。內華達州的原子彈試爆停止後，這種情形在美國西部幾個州明顯增加。有些國家仍然繼續試爆原子彈，因為地球的運轉，在地球自轉一週，即一個晝夜後，輻射塵就會到達我們上空的平流層。因此，仍然有輻射塵傷害的危險。

如果甲狀腺攝取充足的碘，就不會吸收任何放射性物質，也不會受到損害。哈佛的醫師發現，麻州的兒童每天若不補充一或二毫克的碘，就會迅速吸收輻射塵中的碘。他們的研究指出，成人每日至少需要三到四毫克的碘。在日本，甲狀腺異常的問題並不存在，因為他們每天平均由含碘豐富的海藻中攝取三毫克的碘。美國人則很難獲得如此充足的量。

食品藥物管理局限制每日服用的碘劑量在〇‧一五毫克以下，只等於防止甲狀腺腫大需要量的二十分之一。醫師認為每天三百毫克的碘根本微不足道，他們曾經讓兒童每天服二千四百毫克的碘，持續五年，並沒有發生中毒。連海藻片都只限定在每片〇‧一五毫克以下，除非每天吃二十片以上，否則根本無濟於事。每天一匙海藻粉可以補充所需，加入番茄汁或牛奶的口味也不錯。我經常加在調味過的沙拉、湯或蛋捲上。

一個不吃含鈉食物的人，不能使用加碘的食鹽或含鈉的海藻片；必須採用含碘的處方，才能維持健康。沒有醫師處方時，我每天吃一小口味道普通的碘；一滴這種碘劑據說有四十毫克，每星期一滴的劑量已經足夠，多餘的碘會立即隨尿液流失。目前，我遵照一位牙醫的處方，每天服用一百毫克的鉀化碘片劑。

24 鉀、鈉、氯需均衡攝取

鈉吸收過多會使鉀流失

我們每天都需要相當多的鉀、鈉和氯，它們能使體液維持接近中性；決定組織中的水分多寡；維持一定的滲透壓，使養分由腸道進入血液，再由血液進入細胞中。這些礦物質對於內分泌也非常重要，鉀有助於神經系統的傳達訊息；氯用於形成胃酸。這三種養分每天均會隨著尿液排出，健康的人每天的攝取量與排出量大致相同。

我們由食鹽，即氯化鈉中所獲得氯及鈉已經足夠。鉀的存在則非常普遍，蔬菜、水果、完整的穀類、堅果及肉類等都含有鉀。

鈉和鉀必須彼此均衡。過多的鈉會使原本不足的鉀隨尿液流失，反之亦然，過多的鉀將造成鈉嚴重流失。例如，草食性動物的鉀攝取量很高，因此鈉無法留存在體內，必須吃鹽，否則會導致死亡。

因為大多數的人們都喜歡鹹的食物，而吃蔬菜及水果的機會比較少，因此造成鉀的攝取量太低，並且由尿液中流失過多。維持體內鈉與鉀的均衡是非常重要的，每個人都應該瞭解適時地增加或限制鈉與鉀的攝取量。

一般人很少會缺少鈉及氯。但是氣候極度炎熱時，過多的鹽分會隨著汗水流失而導致死亡。波德水壩工程的工人，就曾經發生過鹽分流失致死的案例。

鹽分缺乏時所產生的症狀，從輕微的疲勞、虛弱，氣候炎熱時的倦怠，到酷熱時的痙攣、熱衰竭或中暑等，在煉鋼廠、紙廠工作的工人，對這些症狀都不陌生。大熱天在戶外打網球或從事其他運動的人們，也會中暑。中暑的症狀是嘔吐、暈眩、哀竭、反胃、腿部或背部抽筋、肌肉失調等。必須適時補充鹽分，喝愈多的水，情況反而會愈惡化。在酷熱的環境中工作的人們，喝水時應該同時補充鹽分，氣候酷熱時，每餐都應該吃加鹽的食物。

在某些時候，鈉（或鹽）的攝取量應該較高。健康的腎上腺分泌腎上腺激素，可以使鈉存在體內。在承受壓力時，腎上腺素加速分泌，身體中存在較多的鈉，使血壓上升。這種暫時升高的血壓迫使養分進入組織中，產生較多的能量以應付壓力。

若飲食不當，會造成腎上腺衰竭，無法分泌足夠的腎上腺素，身體無法儲存鈉，血壓不但無法升高，反而偏低。養分無法及時進入組織中，將導致嚴重而持續的疲勞與衰竭，使腎上腺機能不足，這些情況發生在愛迪森氏症（Addison's disease）、青光眼、梅尼爾氏症候群（Meniere's syndrome）、關節炎、過敏等各種疾病中。

鈉的攝取量與血壓的關係

一般而言，從血壓可以看出所需的食鹽攝取量。血壓偏低，顯示腎上腺衰竭，應該多吃加鹽的食物；有時可在短期時間內，每餐喝一杯加有半匙食鹽的開水。血壓過高，則表示體內已經儲存食鹽，再多的鈉將有害健康。

清晨的疲倦感通常表示血壓偏低，應該執行抗壓力計畫，加速腎上腺的作用。大約需要兩個星期後，可使疲倦感消失，血壓回升到正常水平，此後食鹽必須再度控制適度的用量。

鈉的攝取量通常會偏高，因為除了食鹽之外，酸粉、飲料、作為食品防腐劑的硝酸鈉，及三百種以上的食品添加物都含有鈉的成分。健康的腎臟可以排除多餘的鈉，如果腎臟受損、服用可體松或促腎上腺皮激素（ＡＣＴＨ），或因為壓力刺激皮質醇或ＡＣＴＨ分泌過多，使體內儲存過多的鈉，將導致嚴重而危險的鉀缺乏。在此種情況下，應該避免鈉含量過高的食物，例如調味醬、冷凍肉類、罐頭的湯、加鹽的堅果等。同時，家中烹調食品時，應該改用氯化鉀鹽調味，在午餐及晚餐各吃三份煮熟的蔬菜。

在吃鹽較少的國家，很少出現高血壓；但是在日本，因為飲食中常吃鹹魚乾，因此最大的死亡原因是攝取過量的鈉，導致高血壓而引起中風。在美國，每天吃半杯罐頭肉類及蔬菜的嬰兒，血液中鈉的含量曾經有高於成人的紀錄；他們的腎臟尚未發育完全，無法排出為了迎合成人口味而在食品中加入過量的鹽。

達爾博士（Dr. L. K. Dahl）多年來一直致力研究鈉的攝取量與高血壓的關係，他發現，在各種年齡層，鈉的攝取量愈高，死於高血壓的人數愈多，發病的時間也愈早。他以嬰兒食品中的罐頭蔬菜及肉類餵食幼鼠，在四個月後就形成致命的高血壓。愈早餵食這些加鹽的食物，異常的高血壓出現得愈早，情況愈嚴重。雖然這是數年以前的一個研究，但嬰兒的罐頭食品中所加的鹽並未減少，而小兒科醫師仍然建議年輕的母親，讓孩子吃這些不當的食物。

有許多科學家都認為嬰兒食品中不應該加鹽，那些加鹽並且過度烹煮的嬰兒食品，將造成致命的高血壓。去年我為兩個十一歲及一個十三歲的女孩設計營養食譜，她們都曾經因為高血壓而導致嚴重中風。

母親可以用適當比例的新鮮肉類及蔬菜，自行調配不加鹽的嬰幼兒食品。

過量的鈉使嬰兒體內的鉀嚴重流失，可能造成很大的傷害。鉀可活化多種酵素，對於肌肉的收縮非常重要。沒有鉀，醣類（葡萄糖）無法轉化為能量或儲存於體內的肝醣。就像馬達沒有油料，肌肉無法收縮，就會導致麻痺或癱瘓。

此外，細胞內的鉀與細胞外的鈉，正常的情況下，形成均衡的狀態。當鉀不足時，鈉會帶著許多水分進入細胞之中，使細胞爆裂，形成水腫，損害肌肉及結締組織，形成瘢痕組織。

若因為遺傳的體質特殊，需要大量的鉀，在攝取量不足時，可能會由腿部開始癱瘓，再往上蔓延，持續數個小時或是數天。在確實的原因不明之前，這種癱瘓的情形有致命的危險，只要注射適量的鉀，或是在半個小時之內服用鉀，就能立刻復原。

在一個研究中，讓一群有這種遺傳特質的人們，在實驗室裡生活數個月，發現了一些可以適用於一般人的事實。這項調查發現，當受試者吃糖果或任何精製的甜食；吃餅乾或洋芋片等加鹽的食物；服用可體松、ACTH或利尿劑等，使大量的鉀隨尿液流失，肌肉細胞中鉀的含量會降到正常以下，在二十四小時之內就會從頸部開始癱瘓，只要限制鈉的攝取量，就能預防這種癱瘓。

服用可體松或ＡＣＴＨ，在如同壓力狀態下會刺激腦下垂體及腎上腺，分泌更多的此類荷爾蒙。

鉀缺乏會導致局部癱瘓

多數人都有因肌肉細胞缺乏鉀而導致局部癱瘓的經驗。例如，在腹腔手術的重大壓力後，腸壁肌肉細胞中的鉀常變得很低，因此可能會有持續數天的局部麻痺，無法正常蠕動使食物與消化液混合，再與腸壁的吸收面接觸，因此食物無法消化吸收，而變成無數腐敗細菌的糧食，形成大量的廢氣，引起劇烈腹痛。

不當的飲食、壓力及攝取過量的鈉，使腸壁因缺乏鉀而局部麻痺，造成許多人的脹氣與消化不良。同樣地，一個對六百五十五個患腸絞痛的嬰兒所作的研究顯示，在血液中的鉀偏低時，才會發生此種異常現象；只要立即注射或是口服鉀，腸絞痛就能立刻或是在數小時內止住。患腸絞痛的嬰兒不可食用罐裝嬰兒食品，因為其中含大量的鈉，會導致更多的鉀流失，使病情惡化。

另外一個因為手術壓力的例子是膀胱麻痺，必須用導尿管才能排尿；在補充鉀或是等到壓力紓解後，才能恢復正常。

只吃精製的食物，也會導致鉀缺乏，而有無精打采、倦怠、脹氣、便祕、失眠、血糖過低等情形；肌肉變得鬆弛無力，脈搏微弱、緩慢、不規則，許多美國人都有這些症狀。

雖然許多食物中都含有鉀，但是人們卻很少吃蔬菜和水果，這兩者都是鉀的最佳來源。當蔬菜經過浸泡、燙煮後湯汁棄置時，鉀就流失了。除了不當的烹調方式及大量的精製食物之外，腹瀉、嘔吐、鹽分太高、壓力、ACTH、可體松等藥物、喝水或飲酒多，使尿液中流失的鉀增多，也會造成鉀缺乏。

細胞中缺乏鉀會使血糖偏低

當細胞中的鉀偏低時，血糖也會偏低。血糖過低已成為美國人主要的健康問題，常引起倦怠、暴躁、思緒混沌及其他各種症狀。血糖過低所產生的壓力，使更多的鉀隨尿液流失。血糖過低的人，每天服用二到五克的氯化鉀，可以有顯著的保護作用，使血糖迅速回升，所有的症狀都會消失。

含鹽的食物使血糖及血鉀立即降低，造成各種衰竭的情形。血糖過低時，必須立即由飲食中補充鉀的攝取量，並限制鈉的攝取量，遵照抗壓力食譜，使腎上腺恢復正常。一般治療低血糖的飲食療法，並未顧及這些重點，即使避免咖啡及精製的糖類，也沒有長遠的治療效果。

缺乏鉀時，鈉及水分會滲入細胞之中，因此，增加鉀的攝取量通常可以治療水腫。許多想要迅速減輕體重的人，常要求醫師開無害的利尿劑，而造成嚴重的缺鉀。利尿劑雖然暫時因尿量增多而使體重減輕，但同時也使缺乏鉀的情形惡化，細胞會再度累積更多的水分，必須服用更多利尿劑，形成惡性循環。

缺乏鉀導致血糖降低，必須以藥物刺激中樞神經（如安非他命），才能打起精神；這種藥物造成情緒緊張及失眠，又必須借助鎮靜劑及安眠藥。

飲食中缺乏鉀時，不論人類或動物，都會因為過量的鹽而形成高血壓，每天服用大量的氯化鉀，能有效地治療高血壓。許多醫師都建議一種營養不良的飲食，只有水果、糖及不加鹽的白米，用來降低血壓，因為其中鉀的含量比鈉高出二十倍。各種未經精製、可口的食物也具有同樣的效果，因為其中含豐富的鉀。

有一個研究指出，人們吃加鹽的食物時，所流失的鉀比不加鹽時多出九倍。血壓過高的人應該限制鈉的攝取量，仔細閱讀食品標示，避免含防腐劑的食物。最重要的是，盡量選擇鉀含量高的食物。

缺乏鉀時對心臟所造成的傷害最嚴重。心臟病經常與血液中的鉀含量太低，或是鉀的攝取量過低有關。在動物實驗中，缺乏鉀造成心臟肌肉損壞與退化的情形，與人類的心肌梗塞相同；出現大量壞死的細胞、輕微的出血、發炎、瘢痕組織及鈣化，通常腎臟亦同時受損。在飲食中缺乏鉀的兩個星期內，就可以發現這些心臟肌肉退化的情形。

鉀、鎂與心臟病的關係

鎂能使鉀儲存於肌肉細胞之中，因此缺乏鎂時也有類似的變化。沒有充足的鎂，鉀會脫離細胞，造成缺鉀的情形。鉀對於能量的產生有重要的作用，即使短時間缺乏鉀或鎂，也會使心臟停止跳動，引發心臟病致死。

冠狀心肌缺乏鉀，很可能是人類因心臟疾病致死的最主要原因。從襁褓時期開始，美國人就攝取過量的鈉，即使飲食中含有充足的鉀，也可能因為過量的鈉而導致缺乏鉀；因為飲食不當、食用過量的糖、壓力、ACTH及可體松、利尿劑等藥物造成缺乏鉀，已經是不爭的事實，而缺乏鉀導致全身或局部癱瘓也已經證實。如果一時心臟肌肉痲痺，會發生什麼事？不論人類或動物都只有一種結果──心臟病發作而死。

同時在蒙特婁大學及佛蒙特大學醫學院任教的班丘茲教授（Dr. Eörs Bajusz），寫過一本非常好的書──《心臟血管疾病與營養》（*Nutritional Aspects of Cardiovascular Diseases*），探討缺乏鉀與鎂時，與心臟病的關係。書中班丘茲教授指出，雖然病人可能因為典型的血栓症（血凝塊）或冠狀動脈栓塞而突然死亡，但解剖許多死於心臟疾病的患者，都沒有發現上述兩者。他們的血液循環並未受到阻礙，在完全為膽固醇阻塞的動脈周圍，已經形成新的血管。

對一千個心臟病突發死亡者所作的解剖研究，很少發現血凝塊，因此血液凝結並非造成心臟病的主因。其他的研究顯示，五十歲以下死於心臟病的人，其中百分之六十三在心臟病首度發作一個小時內即死亡；百分之七十七送醫急救前已經死亡。這些研究結果有力地指出，此種突然死亡的情形，在動物及人體都很類似，是由於心肌細胞中缺乏鉀所引起。

班丘茲教授認為，營養充足的飲食，不僅能預防此種突然死亡的情形，更能防止心臟疾病的遺傳傾向。

關於心臟疾病致死，還有許多複雜的原因尚待研究，而缺乏鉀或鎂，無疑是原因之一，並且可能是主要原因。許多疑點已經像拼圖一樣，漸漸找出端倪。例如，過高的膽固醇，容易引發致命的心臟疾病；然而飲食不當的動物，只要有充足的鎂，並不會因為膽固醇過高而突然死亡。普遍缺乏鎂才是真正的原因，因為缺乏鎂導致血液中膽固醇升高，並使鉀脫離細胞。

許多統計資料指出，糖分攝取過多，比飽和脂肪酸更容易引發心臟疾病，因為糖使細胞中的鉀減少。其他的研究認為，心臟疾病的高死亡率，是由於缺乏維生素Ｅ，導致血液凝結所引起。維生素Ｅ在先進的食物精製技術中流失，同時也使大量的鎂與鉀流失。

心臟疾病的原因雖然有很多，對於野心勃勃，而須承受巨大壓力的年輕人，肌肉細胞中缺乏鉀與鎂，可能是造成突然死亡的最主要原因。

如何防止此類死亡的悲劇？為了維持健康，如果一個人每日食鹽的攝取量為一茶匙，至少應該攝取五千毫克的鉀。美國人每天平均食用一到五匙鹽，即四到二十克；每增加一茶匙的食鹽，就應該增加五千毫克的鉀，才能維持兩者平衡。

如果你發現鉀的攝取量太低，可以多吃蔬菜水果，每天都吃一些煮熟的綠色蔬菜，避免所有精製的食物，特別是甜食，減少鈉的攝取量，並且試著減輕自己的壓力，確定每天都能獲得充足的鎂。喝酒的人，鎂的攝取量應該相對增加。因為我的先生對於蔬菜有偏見，我用的鹽是以等量的食鹽及氯化鉀鹽混合而成。如果有其他充足的碘來源，則可以完全用氯化鉀鹽取代食鹽。

氯化鉀鹽片在小腸道溶解，會引起腸潰瘍。因此，必須有醫師處方，才能買到一八〇毫克以上的鉀劑，但是每天至少需要二十八毫克。

很多醫師都認為氯化鉀必須使用溶液，不可以服用片劑。一匙氯化鉀鹽能供給約四千毫克鉀；可以加在開水中，雖然味道不太可口，但是對於無法獲得足夠鉀的人，是一種可行的方式。有心臟病發作危險的人，在承受壓力時，最好用這種方式補充鉀的攝取量。

在一本醫學教科書中，我發現下面這段話：「動物及植物的組織中都含有豐富的鉀，因此無需特別添加。」許多忙碌而未受過營養訓練的醫師，都有這種錯誤的觀念。因此，我們可以預見的是，未來仍然會繼續發生無謂的心臟病突發致死及其他未知的悲劇。

25 人體需要的微量礦物質

鈷與銅的功能

所有在良好土壤中生長、未經精製的食物，都含有動物及植物本身生命過程中所需要的礦物質。除了前幾章所討論的礦物質之外，還有幾種人體需要的微量礦物質。

鈷是形成維生素B_{12}的成分，每天只需要三微克維生素B_{12}就能防止惡性貧血、倦怠、麻痺等現象。美國佛羅里達及澳洲地區的數千頭牛、羊及其他草食性動物，因為缺乏鈷導致貧血而死。而只要在每英畝的土壤中加入幾磅的鈷，就可以避免此種死亡的情形。

這種貧血的症狀並不限於佛羅里達或澳洲。佛羅里達大學農業實驗所的一個研究顯示，該地區約有百分之八十一的兒童和動物一樣患有貧血，其中百分之五十有明顯的貧血，百分之三十一較輕微。當土壤缺乏鈷時，所生長的植物也缺乏鈷；吃這些植物的動物也缺乏鈷，而吃這些植物及動物的人類也同樣缺鈷。情況就是如此。

另外一種微量礦物質是銅，銅對許多酵素系統，及核醣核酸（RNA）的製造都有重要的作用，也是細胞核的一部份。有助於骨骼、大腦、神經、結締組織的發育，並能促進大腦及神經的功能。

銅缺乏會導致鐵質的吸收減少，縮短紅血球的壽命，因而造成貧血。動物缺乏銅時會造成骨質疏鬆、掉毛、皮膚出疹、神經退化、心臟受損、因心臟衰竭而猝死等情形。銅對於色素的形成也有重要的作用，黑色的動物缺乏銅，會變成灰色，因此，人類少年白也可能與貧血有關。

植物缺乏銅的情形也同樣普遍。羊所吃的草料缺乏銅時，會產生脊背凹陷症；母羊則有貧血的情形。只要在土壤中增加銅即可以預防。人類很少缺乏銅的症狀。不過嬰幼兒的貧血若服用鐵質無效，改用銅通常都會痊癒。

在最不受歡迎的肉類中含有最豐富的銅——肝臟、腎臟及腦。以肥沃的土壤栽種的乾豆、豌豆、全麥麵包、穀類食品及綠色蔬菜的含量較少；在未經精製的食物中，通常含有充足的銅及其他營養素。

鋅與錳的需要

另外一種礦物質鋅，在多數的美國農產品及儲存的食品中含量都不足。即使土壤中鋅的含量並不缺乏，也可能因為化學肥料使土壤飽和，鋅無法溶解於土壤中，以致植物無法吸收。貝類是鋅最好的來源。飲食中含過量的磷，也會造成鋅的嚴重缺乏。美式飲食中大多含磷太多，因而抑制鋅的吸收量。

缺乏鋅有礙細胞核RNA及DNA的形成。鋅存在全身組織中，特別集中在眼睛及精子中。對於人體中蛋白質的合成，及許多酵素的作用都很重要。缺乏時，不論動物或人體，都一樣會導致不孕、抵抗力減弱、復原緩慢、皮膚異常，類似乾癬等情形。動物嚴重缺乏鋅時，其後代常會有眼睛、腎臟、大腦及骨骼的異常。

生病的人在補充鋅後，常有戲劇性的結果，表示缺乏鋅的情形超乎一般人的想像。紐約羅徹斯特大學醫學院的華特・波里斯博士（Dr. Waletr. J. Pories）發現，讓嚴重灼傷、手術後的病人，及傷口久不癒合的患者，每天服用三次二百毫克的硫化鋅，就能很快復原。血液中的膽固醇下降，動脈硬化的病患也能獲得改善。同時持續三年的治療過程中，也沒有中毒的現象。

嚴重缺乏鋅的地區，如埃及、伊朗等，生長及性徵的發育均受影響；即使成年的男人，每天補充硫化鋅，對性徵的發育及成長也有幫助。曾經有一個二十歲的男人，額外補充鋅後，在十四個月內長高五英吋。

在良好土壤中生長的食物，其中堅果、綠色蔬菜是鋅的最佳來源。然而，如果煮菜的湯汁棄置不用，此種養分也隨之流失。在攝取鋅後，如果喝太多水、酒精或服用利尿劑，也會隨尿液排出。

錳是另外一種養分，可以刺激許多酵素的作用。對脂肪的利用有直接的幫助，也可幫助膽鹼利用脂肪。錳含量豐富的食物有小麥胚芽、堅果、麥麩、綠色蔬菜及未精製的麵包及生長在健康土壤的穀類食品。

如果土壤中鐵質的含量過高，或是使用化學肥料，農作物便不易吸收錳，使得農作物及食用農作物的人類都會有所缺乏。含磷過高的飲食會降低錳的吸收，至於每日的需求量則尚無定論。

缺乏錳的動物生長遲緩、活動反常、骨骼異常、關節畸形、平衡不良、動作不協調，雌性動物不孕，雄性動物喪失性能力。有些動物增加膽鹼及肌醇的攝取量，可以預防上述症狀。年輕的雌性動物輕微缺乏錳時，會產生類似人類肌無力症的疾病。懷孕時補充多量的錳，可預防某些遺傳性疾病或是紅斑性狼瘡。

在艾曼紐・約瑟博士（Dr. Emanuel Josephson）的報告中說，患重症肌無力症的人，只要飲食營養豐富，每餐補充五十毫克錳，數週內就能完全復原。同時，他也發現錳顯然無毒。

最近我與北卡羅來納州的多娜・坎普頓女士共進午餐，她持續二十七年的重症肌無力症現在已完全恢復健康。除了錳之外，她還在飲食中補充大量的膽鹼、肌醇、維生素E及各種營養素，看來非常健康，我想她原來的病並不太嚴重，所以若無其事地問道，「你原來的病嚴重嗎？」「我的死亡證明都開出來了」，她的答案令我十分訝異，她說「全身的肌肉都動彈不得，醫師認為我活不成了。」

如果科學家說，人體尚未證實需要錳。艾曼紐・約瑟博士及坎普頓女士一定會起來反駁。

另一種重要的礦物質是鉻，主要的作用是使人體能正常利用糖，缺乏可能導致糖尿病，並使動物的眼睛嚴重異常。糖尿病症狀因人而異，有些人的血糖過高，有些則血糖極低。血糖偏低的人，每天服用二五〇微克的鉻就能迅速恢復正常。

使用化學肥料的土壤中也常缺乏鉻。除非人們所吃的食物是在健康、含天然礦物質的土壤中生長，否則應該每天補充綜合礦物質，包括鈷、銅、錳、鋅及鉻等。

我相信前面討論過的各種礦物質，對健康的重要性遠超過一般人的想像，在飲食中的攝取量也遠低於正常的需要量。

在所有的農業圖書館中，都有圖文並茂的專業書刊，詳述各種蔬菜、水果或其他人類與動物作為食物的植物缺乏礦物質的症狀。在每一個市場裡也都可以看到這些症狀——芹菜的莖裂開；甘藍菜和花椰菜的內部裂開；杏桃及番茄的成熟度不均勻；菠菜的邊緣變黃；萵苣的鐵鏽色條紋。這一類的特徵真是不勝枚舉，都是因為缺乏某種礦物質之故。

礦物質對人體的健康利弊

礦物質對於健康的利弊依攝取量的多寡而定。任何一種微量礦物質攝取過多時，都具有毒性。例如，砷是一種藥物及毒藥，同時也是人體所需的重要營養素。肝臟及血液中含有相當大量的砷，尤其是未出生的胎兒。從未用過鋁製餐具的人及動物體內，都可以發現鋁的存在，數量極微，但卻是不可或缺。溴存在於人體的血液中，躁鬱症患者血液中的溴含量僅為正常量的一半，症狀痊癒後，才能再恢復正常。人體組織中也含有錫、銀、鎳及水銀，但是作用尚待研究。

雖然人體需要微量的氟，但是在飲食中並不重要。飲水中不加氟的老鼠，經過數代的繁殖後，和另一組飲水中加氟的老鼠，牙齒一樣健康。

專家都認為氟有助於牙齒健康，卻忽略可能具有毒性。一九六二年，美國的公共衛生部報告，飲水中最先加氟的紐約市紐柏區的兒童們，蛀牙的情形比未加氟前略微增加。在馬里蘭州的巴爾的摩，自一九五二年飲水中開始加氟，蛀牙的情形反而增加。在波多黎各，飲水加氟後，不但蛀牙增加，百分之六十四的青少年更因為過量的氟，而在牙齒上形成永久而難看的褐斑，破壞了可愛的笑容。

氟過多對於人體中許多酵素系統都有害處，飲用加氟的水常會引起過敏；使牙齒及骨骼變得鬆脆，也可能會破壞染色體。即使飲水中不加氟，空氣與水的污染，也可能使我們在無意間吸入更多的氟。一九六三年，美國兒童疾病雜誌強調，氟是一種潛在的毒素，在飲水中加氟是不必要、不智、浪費、昂貴的，對於較大的兒童及成人都不適合。

化學博士菲利普・陳（Dr. Philip Chen）指出，氟加入水中後，有一部分將與水中的鎂結合成為氟化鎂，那是一種無法為腸壁吸收的鹽類，因此氟會導致鎂缺乏，使飲水中加氟的效果適得其反。而缺乏鎂時鉀會脫離細胞，因此在水中加氟的地區，因心臟病而死亡的機率亦驚人地增加。飲水中加氟可能是政治因素，但人們需要的氟攝取量應該由自己決定，不應該強制地加在飲水中，浪費納稅人的金錢。

微量礦物質就像鈣與鐵質一樣，必須先由胃酸加以溶解，才能為人體所吸收。我們已經知道，缺乏維生素B群時，將使胃酸分泌不足，導致吸收不良，而出現礦物質缺乏的情形。

我有位朋友喜歡在閒暇時種一些蔬菜，並且自己作堆肥。他所種的蔬菜，不論是味道或外觀，都遠勝於市場出售的蔬菜。他的土壤經過農業研究所的分析，得到評語是：「這是絕佳的土壤，很顯然是經過數度的堆肥」。我的朋友告訴我，在農業研究所曾經作過分析的數千種土壤中，他的土壤是數一數二的。

然而，這種絕佳的土壤，磷的含量只達理想值的四分之一，硫的含量也只達八分之一，銅為十分之一，鈷為二十分之一，硼為四十分之一，鋅為四十分之一，鐵為六十分之一，錳為八十分之一等。雖然離太平洋不到兩英哩，其中卻沒有碘的成分。

如果這樣的土壤已經是水準以上，那麼，市售的蔬菜、水果及穀物，又是由何種土壤栽種出來呢？

土壤中的礦物質與植物的營養

除了土壤中所含的礦物質之外，還有許多因素決定所栽種食物的營養價值。當然礦物質不可或缺，然而缺乏各種養分時，植物依然欣欣向榮；如果土壤中不含礦物質，所生長的植物當然不會有礦物質。為了使植物更健康，必須要有腐植土或腐爛的植物，供給細菌、真菌食物等。

土壤中的細菌先將這些礦物質轉換為離子的形式，在土壤中游離，再由生長在植物根部的真菌將溶解的礦物質供給植物。當植物由土地中吸收充足的礦物質後，就能維持健康，對疾病具有抵抗力。其中蛋白質、礦物質及維生素的含量都很高，足以供應動物及人體的健康。所以早期美洲礦物質含量高的處女地，所生長的食物，養育出許多開國偉人。

大量生產的時代來臨後，化學肥料被廣為使用，天然的岩石以濃硫酸處理，成為市場中的磷酸鹽；完全以化學合成的硫酸胺及硫酸鉀，稱為鉀鹽。這些化學物質迅速溶解在水中，就像糖溶於咖啡一樣。他們使土地中的水分飽和，其他微量礦物質，如鐵、銅、鎂、鋅等則難以溶解。不斷使用的化學肥料所累積過量的硫，對傳遞礦物質的真菌類有毒。而腐植土的重要性常被忽略；原有的腐植土已經用罄，土壤中所含無幾。

沒有腐植土供給養分，益菌及真菌無法生長。即使土壤中含有礦物質，若無大量的細菌及真菌，仍無法溶解；缺乏賴以維生的腐植土，真菌再也無法在植物的根部生長，經過反覆的種植，土壤中的礦物質逐漸被消耗殆盡。雖然植物依然長得肥大，但是無法再維持良好健康狀況。病蟲害容易繁殖。艾伯特・哈維爵士（Sir Albert Howard）指出，蟲子只摧毀不健康的植物，以便回歸土壤，變成養分。土壤所產生的金黴素、鏈黴素、盤尼西林及各種抗生素，會對抗病蟲害，使健康的植物不受到破壞。缺乏足夠的腐植土，真菌即無法產生足夠的抗生素；因此產生病蟲害，所造成的損害不輕。

每年各種農藥大量地噴灑在我們的食物上，砷的用量就有八億磅。砷是最容易致癌的物質。傳送花粉的蜜蜂及各種益蟲，也受到農藥的波及。農藥噴灑在十地上，溶解於土壤中，進入我們的食物，家庭主婦仔細清洗也無法除去殘留的農藥，因為農藥已經進入植物的每個細胞中。

人類及動物食物中的蛋白質已經逐漸減少，其中的礦物質與原來或正常的含量相距甚遠，維生素則視植物的健康程度而異。新鮮的食物品質低落，風味盡失，吃的樂趣已經蕩然無存。

有四年的時間，我用堆肥的土壤，不用化學肥料，種植所有的蔬菜及許多水果。堆肥裡的蟲子看起來像是盤子裡的義大利麵。蚜蟲不是問題，菜園裡的病蟲害幾乎都難不倒我。這些食物的味道非常好，大家都說是因為新鮮，但其實不只是新鮮。有很多次，當我忙碌或是菜園泥濘不堪時，我會一次採很多放在冰箱裡，味道還是一樣好。

我到某個地方演講時，經常住在一位醫師朋友的家裡，他們夫婦都是非常好的人，因為我時常去，所以他們習慣保留我的房間。我們三個人經常聊到半夜。醫師對農業很專精，他說現在已經找不到含適當的礦物質，足夠供養健康的植物、動物或人類的土地。他正致力於研究含礦物質及腐植土的再生土壤，在這種土地上生長的植物，紫花苜蓿中所含的蛋白質從平均百分之九增加到百分之三十二，其他食物中蛋白質的含量也相對增加。食物中鈷、銅及其他微量礦物質可以提高數倍，但不致造成中毒。在這種土壤中生長的植物非常健康，沒有病蟲害。

近年來有一些實驗農場，已經將土地改良成礦物質及腐植土均符合標準的土壤。在這些土地上放牧的動物，被實驗注射毒性最強的細菌，經過一兩個星期後，這些動物的血液中已經找不到注射的細菌。疾病不能侵襲這些動物，連牛羊的班氏症、口蹄病及各種可怕的傳染病都不足為懼。農場中所生產的牛奶、肉類、蛋類、蔬菜、水果及穀類食品，都對人類健康極有幫助，其發展潛力是不可限量的。

以礦物質及腐植土重建的土地，勝過任何原始地。在不到一英畝的土地上，可以種植足夠一家所需的食物，並且自得其樂。土地是可以獲得的，只要知道怎麼做，對人類的利益是非常大的。

26　健康的細胞與營養素

細胞的構造

我們可以從一個細胞看到各種營養素對身體的作用。假設你的健康狀況非常好，細胞的所有作用都會十分正常。

細胞的形狀像一個雞蛋，營養素就像杯中溢出的果汁滲入桌巾一樣，穿過細胞膜。從出生到死亡，血漿或組織液便不斷進行這種滲入與汲出的過程。

滲入的動作是由微血管的血壓所驅使；汲出則是受微血管中的蛋白質（白蛋白）微粒吸引。滲入時帶進新鮮的養分，汲出時則排出廢物。

我們可以像海底潛水者一樣，透過不斷移動的液體，觀察周遭的生態。當我們進入細胞時，可以看到無數瞬息萬變的微粒。首先我們看到的是細胞核，它是由食物中蛋白質的胺基酸及核酸所構成，核酸可以由肝臟或酵母菌獲得，加上至少三種維生素B（生物素、泛酸及維生素B_6），形成所謂的核苷酸，核苷酸再進一步組合成基因與染色體，決定遺傳型態，即細胞的生命程式。

包圍細胞核周圍的，是由水、蛋白質微粒形成的膠狀物質，稱為細胞質。細胞核及細胞質合稱為原形質。

細胞內部有太多的東西需要觀察，幾乎讓人眼花撩亂。在我們面前的是脂肪及葡萄糖分子，兩者都與磷結合；有一些是動物的澱粉，稱為肝醣，由許多葡萄糖分子形成；細小而類似脂肪的小圓球，是膽固醇及卵磷脂。我們還可以看到每一種已知的維生素及礦物質。

酵素的功能

我們的視線轉到忙著建造及破壞的酵素。基因帶著體內酵素的藍圖；藉著酵素的作用才可能有遺傳。如果你是藍眼棕髮，表示你有某些酵素不同於褐眼黑髮的人。所有的酵素都是由蛋白質組成，許多酵素更含有某種維生素或礦物質，例如鎂或鈷。

我們看到一個稱為磷酸酵素的家族，其作用是由葡萄糖及脂肪分子中分解出磷，進而將其轉化為能量。含維生素B_1或泛酸的酵素，有助於將糖及脂肪的碳、氫、氧粒子分解。含有維生素B_2的酵素，將氧氣從血球中傳給脂肪及糖。其他含有維生素C的酵素，在食物分解成各種養分後，收集釋放出的氫氣。有了酵素的作用，空氣中的氧便可以與糖及脂肪的碳、氫及氧結合，轉換為二氧化碳及水。在這種過程中產生能量，再轉化為熱量。

其他的酵素家族也令人目不暇給，有些從老舊的細胞中分解基因，再重建新細胞的基因，即核苷酸酶；含有維生素B_6的酵素，負責拆毀及重建細胞質中的蛋白質；有些含有泛酸，其作用是合成或分解不飽和脂肪酸，並且與蛋白質結合；其他的酵素則將耗竭的蛋白質分解成糖、脂肪及含氮的物質；肝醣酵素能迅速將肝糖轉化為葡萄糖，用來產生能量；另外還有數百種酵素，不勝枚舉。

荷爾蒙的作用

接下來我們注意到訊息傳遞者，即荷爾蒙，它會在細胞內進進出出。甲狀腺素是甲狀腺的傳令兵，有助於決定身體所需能量多寡，維持最適度的體溫，保持細胞最佳功能及酵素最大的效率。

胰臟的傳令兵胰島素，可幫助將暫時不用的糖轉化為肝醣或脂肪。另一個傳令兵是腎上腺所分泌的皮質素，作用是當葡萄糖供應不足時，將身體的蛋白質分解為糖及脂肪。腎上腺素也是由腎上腺所分泌，在憤怒或恐懼立即需要大量的糖時，可以加速將肝醣轉換為葡萄糖，以便產生反擊或脫逃時所需的能量。性腺分泌的荷爾蒙對細胞的生命及全身的細胞也都有影響。

礦物質的需要

現在我們看到一群老朋友——礦物質。磷和蛋白質及脂肪結合，構成細胞結構的一部份。在需要休息時，鈣幫助鬆弛細胞；鉀則隨時準備刺激細胞的活動力。來自食鹽的氯，不斷進出細胞，幫助身體排出二氧化碳。

所有的微量礦物質都扮演著觸媒的角色，負責交通指揮，控制完美的行進速度。少了它們雖然生理作用仍可以進行，但是會因速度太慢而造成交通阻塞。鈷存在於某些含有維生素B_{12}的酵素中；碘是甲狀腺素的一部份；鋅協助胰島素的作用；鎂、錳及其他礦物質，都有助於細胞的功能。

細胞膜的外面是鈉，可以由肉類或食鹽中獲得。鈉與細胞內的鉀兩者微妙的抗爭，藉由水分的多寡明顯地分出高下。當鈉獲勝時，細胞含水量增加，鉀則由尿液流失；當鉀獲勝時，則有許多鈉及水分流失。兩者之間的裁判是腎上腺的傳令兵腎上腺素。

藉由鈉與鉀的平衡抗爭及鈣與維生素C的幫助，使細胞產生令人驚奇的篩選能力。健康的細胞能防止組織液中的毒素、有害化學物質、過敏原或病菌等進入細胞中。另一方面，營養充足時，組織液能適時地將所有的養分輸送到各個細胞中。當養分供應不足時，細胞也能自我調適到最佳狀態。

各種維生素的相互作用

每一種營養素都有不同的作用，但必須互助合作。維生素E幫助亞麻油酸，亞麻油酸幫助維生素D，維生素D幫助磷，磷幫助鈣，鈣幫助維生素C，彼此之間息息相關，任何一種營養素都無法單獨作用。

無數個進行各種作用與活動的細胞，形成完整的你。細胞維持其理想結構及正常功能的程度，就是你健康的程度。缺乏一種或數種營養素，便會破壞細胞結構，阻礙細胞正常的功能；嚴重缺乏一種或數種營養則會釀成巨禍。你的健康取決於細胞所獲得的營養多寡。營養失調不一定是飲食不當或吸收不良，而是指到達細胞的營養不敷所需。

細胞中不停的作用與活動統稱為新陳代謝。在靜止不消化食物時，仍然有數百種活動，以最慢的速度進行，稱為基礎代謝。缺乏一種或數種營養素時，會使這些活動的速度減慢，使所需的食物減少。所有的養分必須充分供應，身體才能維持理想的活動速度及正常的新陳代謝。

體內組織各司其職

身體的其他部分都只是細胞的僕人。例如，人們認為最重要的心臟，作用是讓養分到達細胞，並自細胞移除廢物。動脈、靜脈及微血管，是輸送養分及廢物的管路。肺則負責供應氧氣並排出二氧化碳；腎臟淨化水質，並排出由老舊組織剝離的廢物；膀胱則是一個儲水槽。

消化系統將食物轉換成為細胞可吸收的形式；骨髓產生輸送氧氣的紅血球；脾臟則是失去利用價值的血球墳場。所有腺體則產生荷爾蒙，幫助調節細胞的活動；最重要的腦下垂體，負責監督所有腺體及所有細胞的功能。

最重要的僕役，肝臟可說是當之無愧。肝臟是一座倉庫，儲存經過消化作用而獲得的脂肪、糖、蛋白質，並適時地供給細胞所需；將大多數有毒的物質轉變為無害物質；分解蛋白質所產生的含氮廢物；產生收集尿液所需的白蛋白；並製造能夠摧毀細菌的抗體。

肝臟也可以製造出類似脂肪的物質，即卵磷脂及膽固醇；分泌膽汁，有助於脂肪的消化及維生素A、D、E與K的吸收；除了這些維生素之外，還儲存了鐵、銅及微量礦物質等；合成並儲存肝醣。

胰島素有助於控制血糖的濃度，將供應過量的糖轉變為肝醣或脂肪；糖的供應不足時，可以將肝醣再轉化為糖進入血液。沒有吃任何食物，或所有儲存的肝醣都已經用盡時，細胞蛋白質將分解成為糖及脂肪；攝取充足時，肝臟可以再由血液中撤回糖。

肝臟還可以產生酵素，抑制荷爾蒙的分泌，否則荷爾蒙不斷累積，會使細胞受到傷害。總而言之，肝臟的功能就在於維持、調節及保護細胞的生命。

雖然身體內每個細胞的基本結構及活動都很類似，都必須有氧氣及養分，所產生的廢物也必須清除，細胞本身卻大不相同，作用也有所差異。肌肉細胞是身體的滑輪，由可收縮的細胞質構成，藉由一致地收縮，形成肌肉的活動；骨胳是由吸收礦物質的細胞所構成，使骨骼堅固，支持身體的架構。內分泌腺的細胞是生產者，分泌出荷爾蒙。還有無數不同的細胞組織，形成身體中不同的結構。

食物必須在良好的土壤中生長，並且在最接近自然狀態下食用，才能提供營養。改善不良的消化及吸收功能，防止營養素在身體的消化道及血液中被破壞，維持健康的身體，保護自己不受細菌及毒素等外來物質的侵入。我相信每一個聰明的人，只要經濟能力許可，都可以獲得營養均衡充足的食物，維持健康。

因為研究維生素C而榮獲諾貝爾獎的森特•喬吉博士（Dr. Szent-Györgyi）指出，他還是一個醫學系學生時，身體疾病的種類太多，經常混淆不清，考試也不及格。稍後，當他獲得生物化學的博士學位時，才驚訝地發現一切身體的組織功能都井然有序。

健康的身體是由無數個不同結構與作用的細胞，分工合作，產生完美的和諧，勝過任何人造的機器。哲學家們堅持只有上帝是完美的，而每一個瞭解健康的身體功能的人，都會認同這種看法。上帝創造出完美的健康，而維持健康則操之在每個人。

27 營養需要完整性，不可一知半解

食物的選擇與烹調方式

人們經常會說：「所有的營養都應該由良好的食物取得。」這種說法當然沒有錯，然而，好的食物實在是太難得了。過度加工及精製的食品，加上冷飲、碳酸飲料、人造果汁、糖果及所謂高能量的穀類食品，都與良好的食物標準相去太遠。

我們應該由既有的食物中選擇最好的，並且運用最好的烹調方法，兩者都非常重要，可以決定你的健康情況。營養補充劑固然能有幫助，但是食物本身更重要。

即使獲得好的食物，在烹調的過程中，某些維生素及礦物質也會流失百分之六十到一百。由家中的烹調方式，可以相當準確地預測到家人的健康狀況。

謹慎地選擇及處理食物都是不容忽視的。選擇或處理食物不當，一定會影響健康，但是即使兩者都非常謹慎，也無法確保健康。

我們都需要足夠的營養以維持健康，然而，大多數的人都長時間坐著，消耗的卡路里非常有限，而許多必需的營養又與多餘的卡路里同時存在。此外，現代人的生活壓力太大，對營養需求甚殷。但是食物都過度加工及精製，很難供應足夠的營養。

人類和實驗室中的動物不同。實驗室的動物可控制某一種營養素缺乏，並且僅為部分缺乏，其他的營養素都非常充足。而人類的飲食經常同時缺乏二十到四十種營養素，其中有些嚴重缺乏；有些則略微缺乏。科學家在實驗室中培養動物的疾病，人類則造成自己的疾病。兩者最主要的差異在於實驗動物的疾病是事先設計的結果，而人類的疾病雖然可怕，卻是可以預測的。

人體需要四十多種營養素

前面各章探討的是缺乏單一營養素所引起的症狀，但人類通常是同時缺乏多種營養素，因此互相牽連。例如，一個不注重營養的人，可能出現嚴重缺乏數種胺基酸及維生素B群、輕微缺乏維生素C、D、E及鈣、鐵、碘等微量礦物質的症狀，在一天當中有一段時間，血糖可能特別低。

每天你一定會做兩件事——讓自己健康或是生病。當然，程度有別，從完全的健康狀態到半健康、半生病、嚴重生病，主要取決於你所選擇的食物，而不是碰運氣。

問題並不只是選擇及烹調食物這麼簡單。營養不受重視多半是心理因素。享受食物是難得的樂趣，如果人們只喜歡精製或加工的食物，就會力爭到底，以爭取有限的樂趣。我們已經變成營養不良的國家，人們只喜歡甜食及美酒。嬰兒自出生第一天起，就開始接受這種不當的飲食偏好；在醫院的嬰兒室裡，經常用糖水代替寶貴初乳；接下來喝的則是至少含百分之五十精製糖的嬰兒奶粉。

收音機及電視上的廣告，市面上銷售的食譜等，都大力鼓吹甜食的慾望。但是，為了維持健康，必須避免多吃甜食。

進餐時心情不好，會遷怒當下所吃的食物而產生厭惡感；幼年時常發生許多此類的不愉快，雖然很快就被遺忘，但是對於食物的成見卻無法改變。最令我擔憂的是，現在的嬰兒從出生開始，不再有機會吸吮溫暖的乳頭，而被迫用冰冷、堅硬的湯匙，將缺乏多種營養成分的奶粉，及加太多鹽、過度加熱的罐裝食品，餵進他們的小嘴裡，危害健康。太多的垃圾食物使孩子的血糖過低，必須吃更多甜食，逐漸無法自拔。

心理因素影響營養吸收

即使有良好的營養計畫，並且以最適當的方式烹調出最好的食物，如果食物不合意、過度疲勞、進餐時不愉快、焦慮，或是為顧及營養而勉強進食、害怕消化不良等，就會減少或抑制消化液的分泌，而阻礙食物的吸收。

對一群成功的工商業人士所作的糞便分析，發現有許多未消化的肉類纖維。憂慮、疲勞、競爭壓力等各種因素，都會妨礙食物的消化。

輕鬆優閒地進餐，才能有最好的效果。除了盡力準備最好的餐點，以可愛的餐巾、銀器、水晶、鮮花或蠟燭佈置餐桌，對健康的幫助並不亞於謹慎選擇及烹調的食物。有心改善營養的人，必須注意這些心理因素，以免對於健康過度樂觀。

設計營養食譜時，必須遵守兩項規則，首先要能滿足各種營養的需求；其次，利用正確的烹調法，將食物儘快以最接近自然的狀態吃掉。盡量選擇新鮮的食物，避免精製的食品。

營養食譜的設計

下列這些食物含有豐富的營養，足供一天所需，可以作為日常飲食計劃的參考。

1.一公升牛奶，全脂牛奶、優格、強化牛奶均可；若飲食中多含油脂，則脫脂牛奶亦可；或任何乳製品，總共一公升。如果健康極需加強，則每天應再加上一杯優格。

2.在體重許可的範圍內，加上全麥麵包或穀類食品，在穀類食品中加入小麥胚芽。如果維生素B群的需要量很高，則每天應食用酵母或肝臟；用卵磷脂補充膽鹼及肌醇。為了均衡酵母及卵磷脂中大量的磷，應該在兩杯牛奶中加入四分之一杯乳酸鈣，及一匙碳酸鎂或其他鎂鹽；或者購買已經添加鈣及鎂的酵母。

3.豐富的維生素A來源：綠色或黃色蔬菜及水果、肝臟、奶油或人造奶油；若維生素A的需要量很大，而無法由食物中獲得滿足時，成人可服用維生素A膠囊，兒童可服用液態魚肝油。

4.完整的柑橘類水果，連白色皮膜一起吃；一杯新鮮未經過濾的柳橙汁或葡萄柚汁；一杯半罐頭或冷凍果汁，選擇未加糖的。

5.維生素D可靠的自然來源，兒童可服用液體的魚肝油，成人則服用濃縮的魚肝油膠囊。

6.使用加碘的食鹽；如果飲食中鈉的攝取量過低，必須有可靠的碘的來源。

7.製作沙拉或烹調蔬菜時，使用一、兩匙植物油；最好是黃豆、花生、紅花籽、玉米或是混合製成的油類，或是二到四匙未加鹽的堅果（含油量百分之五十），植物油應放置冰箱中冷藏。

8.午餐或晚餐吃生菜沙拉；三種以上煮熟的蔬菜，一份綠色蔬菜，如菜豆、甘藍菜等。當熱量消耗較多時，則多吃澱粉類蔬菜。

9.除了果汁以外，至少吃兩種以上的水果。黃色的水果比淺色的水果好，生吃的水果比煮過好；自己煮的比冷凍好；冷凍的比罐頭的好；不加糖比加糖好。

10.兩份以上肉類、雞、鴨、魚、蛋、起司或含高蛋白質的肉類代用品。內臟，如肝臟、小羊胰臟、心臟、腎臟等，每星期吃兩次以上。每星期吃數次海鮮。如果膽固醇過高，每星期可吃三次牛羊肉；避免吃豬肉，魚類及雞鴨可依個人喜好增加至每星期五次。

各種營養素的來源

現在我們看看有哪些可靠的營養素來源：

1.維生素A：有顏色的水果及蔬菜、奶油或人造奶油、蛋、肝臟、魚肝油或維生素A膠囊。

2.維生素B：酵母、肝臟、小麥胚芽；全麥麵包、麥片，這兩者要仔細閱讀標籤，確定麵包裡面沒有加焦糖色素；牛奶（維生素B_2）、綠色蔬菜（B_2及葉酸）、肉類（菸鹼素）、卵磷脂（膽鹼及肌酸）等。

3.維生素C：柑橘類、芭樂、綠色蔬菜等水果或新鮮果汁；必要時可以補充維生素C片劑。

4.維生素D：魚肝油或天然維生素D膠囊；含維生素D的牛奶。
5.維生素E：小麥胚芽、未精製的大豆油或其他植物油；天然維生素E膠囊。
6.維生素K：腸道細菌所合成；健康的人若飲食中含充足的牛奶及不飽和脂肪酸，不使用任何口服抗生素，即不虞匱乏；食用優格可使腸道細菌增加。
7.維生素P：柑橘類水果的果肉及白色皮膜，若已攝取大量的維生素C，則不需要。
8.亞麻油酸或必需脂肪酸：植物油如紅花籽油、玉米油、大豆油、花生油；堅果及未氫化的堅果醬。
9.鈣：牛奶（全脂或脫脂）、優格、骨粉或鈣片、鈣鎂綜合片劑。
10.磷：牛奶、蛋、起司、肉類，所有未精製及未加工的食品。
11.鐵：肝臟、酵母、小麥胚芽、肉類、蛋黃、全麥麵包或麥片。
12.碘：加碘的食鹽、海帶。
13.鎂：水果、穀類食品、蔬菜，特別是未施用化學肥料的綠色蔬菜；四分之一或半匙碳酸鎂、氯化鎂、白雲石或硫酸鎂粉劑，或鈣鎂綜合片劑。
14.鉀：水果、蔬菜、肉類、魚類、堅果、未精碾的穀類，如果碘的來源充足，可以用等量氯化鉀鹽及精鹽混合調味。
15.微量礦物質：海鮮類、肝臟、綠色蔬菜、蛋黃等都是很好的來源；生長於有機土壤、未精製的食物；微量礦物質片劑或海帶。

16.蛋白質：強化牛奶、酵母、新鮮與罐裝的牛奶或奶粉、優格、起司、肉類、雞鴨、魚、蛋、黃豆及黃豆粉。

17.固體食物：水果、蔬菜、全麥麵包及麥片。

18.流質食物：牛奶、果汁、湯、各種飲料、水。

營養的需要量依體重、活動量及健康狀況而定，每個人都應該依自己的需求，作適當的調整。

若一餐中所攝取的營養不夠，應該補充不足的營養，可以用強化牛奶加以補充，以電動攪拌器或用手調勻均可。配方如下：

兩顆蛋黃或全蛋（喜歡煮熟的蛋也可以）

一匙卵磷脂

一匙冷壓植物油或綜合植物油

一匙半乳酸鈣或四匙葡萄糖酸鈣或一匙骨粉

四分之一杯優格或一匙乳酸菌

兩杯全脂或脫脂牛奶

四分之一至半杯添加鈣與鎂的酵母

四分之一至半杯非即溶奶粉，或半杯至一杯即溶奶粉

一匙香草或半匙肉桂或肉豆蔻

半杯冷凍、未經稀釋的柳橙汁

碳酸鎂、氧化鎂或其他鎂鹽

將所有的材料拌勻倒入容器中，再加入一公升牛奶，加蓋放入冰箱中冷藏，飲用前攪拌均勻。

依個人喜好，還可以加入——四分之一杯黃豆粉或小麥胚芽以增加蛋白質；一匙海藻粉或一塊海帶補充碘；香蕉、攪碎的鳳梨或任何冷凍、未經稀釋的果汁，可以變化不同風味，並提供更多的熱量。不喜歡或不能喝牛奶的人，可以用容易消化的純果汁、優格等代替。

飲用之前可以加四分之一匙的鎂鹽，有些人不喜歡鎂的味道，可以用鎂片劑補充，或隨個人需要添加。如果所需熱量較低，可以只用脫脂牛奶或奶粉，酵母、鈣、鎂及優格加上一匙油，不用果汁或水果。

病人或消化不良的人，在正餐或點心時，先從四分之一杯開始，再慢慢增加；使用吸管以免吸入大量的空氣。患急性傳染病、潰瘍或承受重大壓力的人，每隔二到三小時，應該喝三分之二杯，夜間醒來時亦然，可以加上五十毫克的泛酸（即維生素B_5），及一千五百毫克的維生素C，再補充其他的營養，則暫時不需要吃任何食物。正常人早餐喝一杯強化牛奶，可以增強精力，其他的飲食只要照常即可。

因為早餐決定一天中的能量多寡，因此應該有豐富的蛋白質、一些脂肪及醣類，但份量不一定很多。

午餐也同樣需要豐富的蛋白質，適量的醣類及一些脂肪。晚餐應該吃得更好，但是熱量應低於早餐或午餐。每一餐都應該美味可口。以下是每日食譜的範例：

早餐：

新鮮的葡萄柚或柑橘類果汁或維生素C片劑加上其他果汁。

四分之一磅肝臟、肉片、牛排，碎牛肉、腎臟、串燒、魚或其他肉類；蛋及其他含蛋白質的食物，如火腿或香腸、起司蛋捲、牛奶或起司炒蛋、吐司加蛋及起司（我認為培根只是開胃菜，不算正餐）；小麥胚芽加全麥麥片，加入牛奶或奶粉煮熟；或是高蛋白質的脆餅、鬆餅等。

可隨個人口味加上全麥吐司或麵包；用起司或花生醬代替奶油。

牛奶、乳製飲料，最好是強化牛奶。

咖啡，最好是低咖啡因，可以牛奶代替開水沖泡。

如果有必要，在早餐後立刻服用維生素A、C、D、E及維生素B膠囊或片劑；鈣、鎂及其他微量礦物質，消化不良時，服用消化酵素。

午餐：

蛋、起司、肉類、魚、雞鴨、奶油湯、天然的花生醬或其他蛋白質食物的三明治。

綠色沙拉加上油類沙拉醬，或煮熟的蔬菜以油或美奶滋調味，全脂或脫脂牛奶均可，優格、酪乳或強化牛奶、全麥麵包加奶油或人造奶油。

隨個人喜好加上水果。

上午及下午點心：

牛奶、強化牛奶、優格、水果或果汁，需要更高熱量時，可加上堅果或起司。

晚餐：

湯或水果。

肉類、魚、雞鴨、肉類替代品如蛋、起司或鬆餅，加上火腿或鮪魚。

綠色蔬菜沙拉加上植物油。

一份以上煮熟的蔬菜，其中應有一份綠色蔬菜。

需要較高熱量時，加上全麥麵包加奶油或人造奶油。

牛奶、優格或強化牛奶。

水果、起司及堅果。

宵夜：

牛奶或乳製飲料或優格。

以上的飲食摘要只是作為參考，為了更有選擇性，其中的食物種類及份量都超乎一般人的食量。這份摘要可以作為設計菜單的參考，適合各種年齡及各種健康狀況的人。

有些人對這樣的飲食不以為然，認為費用太昂貴。我認為事實正好相反。因為只要不把錢浪費在垃圾食物上，醫藥費或付給牙醫的費用就會大大降低。許多人的經濟能力足以負擔營養充足的食物，卻明顯地營養不足；收入有限的人，也經常用大量的金錢購買毫無營養的食物。食品市場上至少有三分之二的食物不值得買回家。

不幸的是，愈來愈多沒有營養價值的食物充斥市場，對嬰幼兒的健康造成損害，甚至引發疾病；唯利是圖的商人卻一點也不關心，甚至利用大量的廣告誇大宣傳自己的產品有益健康。為了維護健康，沒有營養或是營養已經流失的食物，都應該盡量避免。例如加糖的碳酸飲料、人造果汁或水果飲料；加入太多精製糖的食物，如糖果、果醬、點心，尤其是以明膠製成的食物，如布丁。

有許多孩子因為吃了太多沒有營養的食物，而發育不良。即使完全避免垃圾食物，除非人們能獲得生長肥沃土壤的植物，否則也無法滿足身體需要的所有營養。此外，每個人對營養的需要都有很大的差異，家人之間也是如此，每個人在壓力狀態下營養的需要量都會增加。

重大的壓力與疾病，使身體對各種營養的需求都激增，特別是泛酸（維生素B_5）及維生素C。人們常在身體健康時，固定服用營養劑，卻在生病最需要營養時中斷。因為生病時食量減少，因此應該補充比平時更多的營養劑，供應各種維生素及礦物質，直到完全康復為止。

我建議生病的人採用一份抗壓力的營養補品，即五十到一百毫克的泛酸、一～二公克或更多的維生素C，與三分之一或半杯強化牛奶，每隔兩、三個鐘頭喝一次，半夜醒過來時也不例外。對於急性疾病，維生素補充的次數應該愈多，攝取的量愈大，例如，單核性血球增多症、肝炎、嚴重的過敏或感染等，這種抗壓力飲食必須持續到病情明顯好轉為止。一旦可以吃更多的食物，每天應該吃新鮮的肝臟、煮熟的綠色蔬菜及小麥胚芽等，以補充抗壓力的維生素。

天然的維生素及合成的維生素哪一種比較好？這是一個引人爭議的話題，一直沒有定論。只要供應無虞，我比較喜歡自然的營養。魚肝油中的維生素A比水溶性的營養劑好，天然的魚肝油維生素D的毒性也低於人工合成的營養劑。很多科學家報告，從大豆油中萃取的天然維生素E，比合成的維生素E能產生更好的效果。一般而言，最好是盡量利用自然的營養，必要時再使用合成的營養。

注重營養的人，最常犯的錯誤是過於強調使用某種營養，希望能改善某些特別的問題。這種觀念等於把營養補充劑當作藥物。為了維護健康，在飲食中應該包含完全蛋白質的十種胺基酸、脂肪中的亞麻油酸、十五種維生素及十五種微量礦物質。沒有一種營養素能取代其他的營養素，因此，不論每個人之間的差異多大，疾病或異常的情形也可能不同，想要維持健康，飲食中都必須充分供應這四十種營養素。

因為有許多營養素很難由食物中充分獲得，因此常需要以營養劑補充。營養劑應該放在餐桌上，分別裝在塑膠盒子裡。取用方便，也不容易與藥品混淆。

沒有一種綜合營養劑，能滿足身體所有的需求。一些誇大不實的綜合營養劑，大多含有過量的維生素B，而某些昂貴的營養成份僅聊備一格，在標示上常誤導消費者，例如含一百毫克的肝臟或卵磷脂。因為很少有消費者知道，一份肝臟約有十一萬兩千毫克卵磷脂，而一匙卵磷脂則有一萬五千毫克，所謂含一百毫克根本微不足道。

此類營養劑提供一種不實的安全感，例如酵母片、卵磷脂膠囊或不飽和脂肪酸，及聲稱是維生素E來源的小麥胚芽油膠囊。九十顆酵母片等於一匙酵母；每天十八顆卵磷脂膠囊才具有降低膽固醇的效果。這些營養劑雖然具有營養價值，但是所含的營養成分太少而無濟於事。大多數的蛋白質營養劑，也常混合酵母、奶粉及黃豆粉，這些成分單獨購買時，價格就便宜多了。

把一天當中所吃的食物記錄下來（最好是連續記錄數天），比對食物成分表，分析飲食中攝取的營養，再與每天的需要量作比較，即可看出需要補充哪些營養劑。任何生病或曾經營養不良的人，都需要補充較多的營養。如果你發現日常飲食中某一種營養素太少，應該適時地調整攝取量，只有在無法由食物獲得營養時，才需要營養劑。然而，許多營養素都沒有明確的需要量，而土壤的情況又為植物的營養成分增添極大的變數。

選購營養劑時，應該仔細閱讀標示的成分，比較各種品牌的效用及價格，並且必須有食品藥物管理局的核可。即使同一個公司的產品，價格也有很大的差異，有時價格較低廉者效果也很好。

消化功能不良，無法正常消化或吸收食物的人，改善飲食也是徒勞無功。如果你的舌頭出現第八章中所描述的異常現象，或是吃下酵母、牛奶後會脹氣，若非吃得太快吸入太多空氣，就是消化功能失常。

以吸管慢慢喝冷飲，通常可以大量減少脹氣。短期間內，每餐吃一些含麩胺酸鹽片劑，可以使你更舒服；碳酸鎂或白雲石比氧化鎂的效果好。消化酵素片也是可行的選擇，我認識一位醫師，他建議病人每餐後各吃五片。等到不再脹氣時，再逐漸遞減到四片、三片、二片，最後只各吃一片，如果脹氣的情形無法改善，再酌量增加。當消化功能恢復正常時，即應停止服用。

體重過重的人，顯然沒有消化及吸收的困擾；所以並不需要這些藥劑。這類人脹氣的原因是吃太快或太多，因此最好改變飲食習慣。

營養不良時，有兩種方式可以改善。較謹慎的作法是增加營養劑的份量，並逐漸增加酵母、優格、強化牛奶等，防止消化不良，並且讓自己有機會適應這些食物。這種方式無法立竿見影，但是在沒有專業人員指導時是最安全的。

另外一種方式，可能會有極端的效果，即顯著改善或益形惡化。在幾天之內，以足夠的營養劑使組織達飽和，大量的食物供給蛋白質、維生素B及其他營養素，等到身體的需求足夠，再迅速減少。有些人雖然攝取超出身體所需的營養，但是多餘的營養卻排出體外而流失，而無法達到預期的效果。

我服用維生素片劑，也推薦別人使用，但並不以為是最好的方法。除了維生素D之外，只要能獲得健康的食物，並不需要營養劑。所謂健康食物，其實就是我們的祖父母及前輩日常所吃的食物，只是一些平常的食物。含天然養分的土壤孕育出的水果、蔬菜及穀類，通常採用自然堆肥，不用化學肥料、農藥等。

綠色牧場上放牧的健康動物所產出的奶，這種奶品不需要低溫殺菌，其中的荷爾蒙、酵素及類固醇都沒有被破壞；可以自然的發酵方式，製成優格。生蛋的母雞在土地上自然放養，吃蟲子，以及富含維生素B_{12}、維生素K，及其他許多營養的堆肥。母雞產下受精的蛋，這種蛋含有市售雞蛋所缺乏的豐富荷爾蒙。肉類是來自未閹割的動物，食物沒有經過精製及加工。

我們所吃的每一種東西，都經過某種方式的加工。每一道手續或多或少都會流失某些營養素，使食物的營養殘缺不全，所以營養劑是有必要的。

身體內各種營養素之間存在某種平衡，例如維生素B群。此外，吸收、利用或儲存某種營養素，常有賴另一種營養素的存在。例如，沒有足夠的脂肪或維生素D可以吸收及利用鈣質，則攝取再多的鈣也是徒勞無功；必須有維生素E才能防止維生素A受到破壞。自然的食物可以產生自然的平衡，服用營養劑則不可顧此失彼。

這些情形就像層層包裝的盒子，每一個盒子都是獨立的，彼此之間又有關聯。最小的盒子代表身體所需的四十種完整的營養素。食物在適當的土壤中生長，經過採收、處理、加工及銷售過程，必須仔細選擇；愉快輕鬆心情有助於消化與吸收，同時要預防營養素在身體裡受到破壞，或因排泄作用而流失。

次小的盒子，代表完整的身體，所有的器官互助合作。健康不只是身體的一部份，而是所謂細胞共同創造的；疾病也不只是身體的一部份，而是每一個細胞的異常。

第三個盒子代表人體完整的需要，如愛、價值感、內心的平安、心理的調適、放鬆、名譽；運動、睡眠、新鮮的空氣、陽光、溫暖等。

第四個盒子代表個體與環境的關係，如家人、朋友、工作、嗜好及休閒活動等。最大的盒子則代表個人的哲學、宗教、信念、倫理、偏見及道德等，進而決定一個人在世界上所扮演的角色。

營養似乎微不足道，卻是一切重要環節的基礎。

我有一位醫師朋友說，人們都是一知半解，不注重營養的完整性。人們服用維生素B_1，或醫師為病人注射維生素B_{12}時，都肯定兩者的營養價值；但是人體需要四十種營養，因此這樣只照顧了四十分之一的需求。

許多致力於研究維生素B_1、B_2及菸鹼素而成名的醫師，對於土壤細菌、精製過程流失的營養、選擇及吸收食物的心理因素，都未作全面的考量。過度吹噓單一營養，經常適得其反。

儂特利博士（Dr. Rountree）說，營養的終極目標是身體、意志及心靈的成長。必須善用營養知識，以更好的食物，促進家人、社區及全人類的福祉。她說，營養不良的人經常自我本位、思想悲觀，畫地自限，對於抽象的思想，如民主等不感興趣。

她還說，營養的知識給我們一種生命的掌控感，幫助我們平衡預算、降低醫藥費用、改良農業、延長壽命、促進社會的進步，提高家庭、學校及企業的效率。推廣營養知識，可以使人們的生活更美好。

健康的肉體是心理、情緒、道德及心靈健康的基礎。良好的健康可以使情緒穩定，增加精神的敏銳及道德的勇氣，以實踐心靈的理念。營養能幫助你實現個人的目標，而世界也因為你的存在而更美好。

28 營養與健康

良好的營養可使身心健康

持續遵守良好的營養計畫，身心健康的問題通常都能迎刃而解；就像快樂來自無私一樣，如果直接尋找，則一無所獲。而沒有人知道這種改變是因為營養，或許是因為心理的轉變促成了生理的改善。

飲酒過量會造成多種營養的缺乏，這是人盡皆知的事實。德州大學的羅傑·威廉斯教授（Dr. Roger J. Williams）和其他科學家指出，酒癮本身是因為營養缺乏所引起，而菸鹼素對抑制酒癮特別有幫助。

在一個實驗中，讓數十隻老鼠各別喝下列四種液體——水；酒精濃度百分之三的啤酒；酒精濃度百分之十的淡酒；酒精濃度百分之五十的烈酒。每隻老鼠都單獨用籠子關起來，所有的老鼠都餵食同樣的食物。其後有些老鼠完全不喝酒，有些則染上酒癮。

實驗者讓不喝酒的老鼠吃營養不良的食物，而染上酒癮的老鼠則補充營養，尤其是維生素B；不久，原先不喝酒的老鼠開始喝酒，並有許多隻染上酒癮；而原先染上酒癮的老鼠逐漸減少酒量，甚至完全不喝酒。

由這實驗中可以得出許多結論，首先，並沒有所謂的正常飲食。因為適合一個人的正常飲食對另一個人可能不然。其次，營養的需求超乎尋常者，可能是遺傳因素，並且因為無法獲得滿足而產生異常，例如酒精中毒。

此外，如果一個人的營養獲得改善，酗酒的情形可能會有所改善。另外一個結論是，補充大量的維生素B群，尤其是菸鹼醯胺，可以戒除酒癮。

維生素B群不足是酒精中毒的主要原因，正常的血糖濃度也有助於預防酒癮。酗酒者因為不瞭解營養的重要，而承受無謂的痛苦。他們經常喝大量的咖啡，把體內的維生素B群沖洗掉；或吃太多糖，過度刺激胰島素的分泌，使血糖降低。除了酒精，對於大量咖啡、糖、煙的依賴，使原本已經衰竭的腎臟更加衰竭，卻忽略最簡單的基本營養。

改善營養有助於對酗酒及吸毒的戒除

威廉斯博士在他的《酒精中毒》（*Alcoholism*）一書中，提到許多人因為改善營養而戒酒成功。那些人常寫信給他，大多數的人都說，在他們攝取大量的維生素B群，特別是每天吃酵素及肝臟後，就不再有喝酒的慾望了。

幾年前，有一位聰慧的年輕人，因酗酒而毀了自己的人生，他要我為他設計營養食譜，治療皮膚上的小疹子，他特別強調完全不想戒酒，我為他設計的食譜中含豐富的維生素B群、鎂及鈣。然而在疹子未消失之前，他已經戒掉酒，從此以後都不再想喝酒了。

有很多心理因素，如自我怨恨、自我毀滅及情緒上的不成熟，使酗酒者不注重營養。如果他們能建立良好的飲食習慣，就會減少酒精的攝取量。我有一位在戒酒中心服務的朋友，她帶著五百毫克的菸鹼醯胺、鈣及鎂片劑及一些維生素B片劑，讓有意戒酒的人，每隔三個小時各服用兩片，這些人在短期內就獲得顯著的改善。

有一次，一位醫師要我為「戒酒之家」的病患設計飲食。為了維持正常的血糖濃度，並修補受損的肝臟，我建議每天六餐少量高蛋白的飲食，不含精製的醣類。在每一餐的中間，補充強化牛奶，或加上蛋、酵母、卵磷脂、鈣及鎂。每餐服用各種營養劑，包括鎂、鈣、含大量膽鹼及肌醇的綜合維生素B；維生素C加泛酸；維生素A、D及E膠囊。

醫師告訴戒酒的人，這項計畫可以減輕他們在戒酒過程中的痛苦，採自由參加，結果很多人參與合作。醫師說，施行三天就看見有顯著的改變，尤其是性情方面，不再爭執不休。

當酗酒者情緒低落時，三餐及睡前，或正餐之間服用一千毫克的菸鹼醯胺，有非常好的效果。大量的菸鹼醯胺持續服用數年也不會發生中毒，但是如果飲食中營養充足，很少會需要如此大量的菸鹼醯胺。

缺乏鎂所引起的嚴重精神病及精神錯亂、顫抖等，在服用鎂後數小時內，幻覺、顫抖、思緒混沌、精神錯亂、肌肉無力等症狀完全消失。

虛弱、顫抖及精神失常也是藥物上癮的症狀。那些染上毒癮而對營養所知有限的人，常嚴重缺乏數種營養；缺乏營養所造成的不適，使他們繼續依賴藥物而無法自拔。藥物大量摧毀原本已不足的維生素C，使十幾歲的青少年，因為蛀牙而使牙齒掉落。

一個想要戒除安非他命、鎮靜劑、安眠藥等藥物的人，要我幫他設計食譜，他依賴這些藥物已經有十一年，每個月吃三百到五百片。每次藥癮發作的痛苦使他不得不屈服，停藥六個小時後，他就會感到沮喪並且極度虛弱；全身顫抖，像要搖成碎片一樣；第二天虛弱及顫抖更厲害，並且沮喪得很可怕；他無法走路，連自行穿衣都有困難。

他開始在三餐飯後（當時他無法吃一般食物）及睡前吃營養劑，包括一千毫克菸鹼醯胺，治療沮喪的情緒；二十五毫克維生素B_6，五百毫克碳酸鎂兩片，及一千毫克鈣片兩片緩和顫抖；兩千毫克維生素C解除藥物的毒癮；兩顆綜合維生素B群，加上一百毫克泛酸。因為優格非常容易消化，在他能進食時，每餐都吃優格。

計畫開始的前兩天並沒有什麼改善，只是停藥以後終於睡得比較安穩，接下來的兩天就是顯著的改變，到了第五天不再沮喪，看起來像一個全新的人，能精力充沛地走三哩路而不會疲倦。

煙毒勒戒所及戒酒中心，在幫助吸毒者及酗酒者時，只要雙方都能學習並實行良好的營養觀念與方法，就可以成功戒除毒癮或酒癮，減少無謂的痛苦，並杜絕再犯。

大多數營養豐富的食物，如水果、蔬菜、海鮮、瘦肉、起司、蛋及牛奶等，熱量並不高，因此，真正注重營養的人，體重並不會過重。幾年以來，有很多肥胖的人來找我想要減肥時，就已經先被所謂減肥的食譜弄得元氣大傷。我告訴他們：「我們先不管減肥這回事，至少三個月，把重點放在建立健康上。」「等你喜歡工作和運動，減肥就容易多了。」

他們大多營養不良，因此我建議他們暫時每天攝取一百五十克蛋白質；吃大量的魚、雞鴨或肉類；還可以依個人的喜好，加上肝臟。每天一公升強化牛奶、優格、起司及一顆蛋；午餐跟晚餐都吃綠色蔬菜沙拉，晚餐沙拉則再加上一茶匙冷壓植物油；每餐飯後吃兩三顆綜合礦物質及綜合維生素B，五百毫克以上的維生素C，每天早餐後吃維生素A、D、E膠囊，避免澱粉類的蔬菜、麥片、甜食，及對健康無益的精製食品。他們的菜單可以參考第二十七章，除非他們非常需要刺激品，否則只喝低咖啡因的咖啡。

開始一兩個星期之內，有些人的體重增加，而抱怨不該吃那麼多。他們的血糖很高，沒有吃甜食的慾望，因為營養充足時，就不需要太多熱量，所以在三個月之內，他們的體重都減輕了。

有一位七十六歲的老太太，因為患關節炎，一直坐在輪椅上。她原來的體重是一百八十六磅，現在減輕了四十磅，可以拄著拐杖走路。另一個是有心臟病的男人，原先他的雙腿比正常時腫了兩倍，現在回復到他的理想體重，所有心臟病的症狀也消失了。

還有一位中年女士，因為靜脈曲張而穿著彈性絲襪，聰慧的頭腦也變得不靈光，並曾經患過痛風。三個月後我幾乎認不出她，因為她已經轉變成一個靈活、苗條的人，個性活潑，看不出靜脈曲張或痛風的跡象。這樣的例子不勝枚舉，這種方法適合每一個想要減肥的人。

營養良好有助於維持適當體重

我的建議是——把體重計和卡路里表丟到一邊，忘掉減肥，但是不要忘掉促進健康。健康的人一定會持續運動，比原來更加倍工作而不感到疲倦，並且想要滑雪、跳舞、散步或游泳；充沛的精力促使你進行各種活動，使體重慢慢減輕。只要持之以恆，一定會如願減肥成功。

很多想要減肥的人潛意識裡會感到飢餓，而用吃來取代被愛。母親在餵孩子吃東西的同時要輕聲細語、唱歌、安撫他們使孩子感覺到愛。很多人都會將愛與食物聯想在一起，當愛失去時，就會拚命地以吃作為補償，這種情形應該求助精神科醫師。

肥胖只是因為攝取過多熱量的這種說法，就像美國革命只是由波士頓茶葉事件所造成一樣以偏概全。真正的原因有很多，其中之一是食物所含的營養太少，使身體飢餓導致過度進食而肥胖，卻仍然無法獲得所需要的營養。

另一個原因不是吃的太多，而是吃的太少。基礎代謝率太低，沒有精力工作或遊樂，沒有食物可以轉變為足夠的熱量。消耗的熱量減少，需要的熱量即相對減少。許多人整天坐著，缺乏活動，即使每餐吃少量的食物，都會增加體重；每增加一磅，就顧影自憐。

營養充足的另一個好處是增加體重。有一次我為一個只有一百二十磅，極想增加重量的男士設計食譜，後來他又向我要求減肥。不久後，另一個又高又瘦的男人來找我，那時他是一百五十五磅，想要增加體重。一年以後他變成兩百一十磅，也想減肥。雖然給了他們減肥食譜，但是兩個人都沒有再減輕體重。

其後我不再為任何人設計增重食譜。因為只要消化及吸收的功能恢復正常、神經及肌肉盡量放鬆、不再無謂地浪費能量、睡眠安穩，體重不足的人可以輕易增加，無需再多攝取熱量。增重的食譜只會使他們變得過重。

有一位二十九歲女士，體重太輕、蒼白而且無精打采；她的頭髮糾結，前額都是緊繃的皺紋，一臉倦態。她的血液量及血糖濃度都很低，不但便祕，而且痔瘡出血，又時常脹氣，每個星期會有兩次嚴重的頭痛，曾經多次流產。來找我之前，她的子宮已經因為腫瘤而切除。

三年以後，她變得非常美麗。眼睛明亮有神，皮膚紅潤而有光澤，頭髮亮麗有彈性，並且有被人稱羨的好身材。她的臉上神采奕奕，充滿著健康的自信，每個人看到她都驚豔而為之傾倒。

營養良好充滿精力與健美

許多美女都是靠化妝品堆砌出來的，這樣的美麗只是聊勝於無。真正的美麗應該是容光煥發，除了容貌之美，還要有靈性美。任何相貌平庸的人，只要注重營養，都可以容光煥發；嚴重營養不良的人，即使有了容貌之美，但是健康不佳、精神萎靡、自我本位，缺乏待人的真誠與理智沈著，仍然會影響靈性美的無形特質。

飲食改善後，性方面的問題自然也能解決。百分之九十五以上的性問題，都是心理上的障礙，我們只探討有關營養的部份。每一種營養素對於刺激正常的荷爾蒙分泌，或維持生殖器官的健康都非常重要，對於性行為的完成也是不可或缺的。

改善營養可增進性生活的和諧

很多人告訴我，在改善飲食後，他們的性問題都消失了，包括性無能、缺乏性慾等。無法表達性愛，似乎是男人的一大困擾。如果他們能完全瞭解營養與性功能的關係，將不再有無謂的恐懼。如在大腦底部的腦下垂體，分泌性荷爾蒙，可以刺激男女的生殖腺——睪丸或卵巢，分泌正常性活動所需的荷爾蒙。

性腺荷爾蒙的成分是蛋白質及類固醇（steroids）。若飲食中嚴重缺乏蛋白質、脂肪、維生素B群，或任何營養素，腦下垂體或性腺就無法分泌足夠的荷爾蒙。

在集中營內對人犯的研究、明尼蘇達大學的研究實驗及許多臨床調查皆顯示，營養不足時，會使性慾減退或完全消失。另一方面，只要能維持一般的健康，內分泌很少會發生異常。

如果沒有任何心理或營養的問題存在，只要身體健康，就能維持性功能健全。一位醫生提到他丹麥籍的祖父母。八十七高齡的祖父在花園裡工作了整個上午，吃完可口的午餐後，坐在椅子上休息時安詳地死去。年輕許多的祖母比他多活好幾年。有一次家人在作女紅時，有人問祖母，男人到了何種年紀才會喪失以性愛表達愛的能力，祖母輕聲地用丹麥語回答「永遠都可以」。

現在談到一個你可能不相信的事實，良好的營養可以避免老化。有一些人，他們令人感覺愈來愈年輕，而不是愈來愈老。

良好的營養是維持青春的妙方

一位八十二歲的老太太，看起來只有六十多歲。她仍然從事兼職的秘書工作，走起路來像蜂鳥一樣輕快。還有一位八十六歲的老先生，他們體會到向上帝借時間的樂趣。他喜歡種花，有一天我在家中宴客時，他出現了，他把我們的房子變成花店，還送給每個客人一朵茶花作的胸飾。

我最津津樂道的是H太太，她因患惡性貧血，衰竭、沮喪、口腔及舌頭痛得很厲害，幾乎不能吃東西而向我求助。她的人生非常艱苦，經濟上時常捉襟見肘。她在讀小學時就被學校退學，被迫在新英格蘭羊毛廠工作，天未亮即摸黑出門，下班回家時已經入夜了。

在她六十八歲時，與青梅竹馬醫師男友重逢。有一大群朋友們參加他們的婚禮，場面真是盛大感人。不久前，她把在約翰•霍普金醫院所作的體檢報告寄給我，上面寫著：「雖然這位病患自稱已經七十四歲，但是她的身體只有五十歲。」她和H醫師愉快地生活在一起，夏天住在威蒙特，冬天則移居在佛羅里達。H醫師要我到威蒙特去看他們，我無法決定何時成行；我喜歡秋季的楓紅，但是也喜歡夏季的綠葉成蔭。他的回答令人叫絕，他說：「如果你只能來一次，那麼在春天來，待到秋天才回去」。

我真希望每個人都能見到另一對R夫妻，他們真是天造地設的一對。他七十六歲，她七十二歲。她多年來一直為關節炎所苦，他則有尋常的老化症狀——顫抖、疲倦、有些呼吸急促，視力模糊，多年的乾草熱及鼻竇炎，一直無法根治。

現在關節炎對她而言不再是問題了；他的老化症狀也逐漸消失，兩個人都神采奕奕。她忙著照顧同住的孫子們，教他們西班牙語及社交，R先生負責三個可以算是全職的工作。他是一個建築及房屋貸款的總裁，那裡的工作佔去他大部份的時間；另外，負責監督三個油井的運作。在他們四十歲的墨西哥老園丁開始生病後，他就親自耕作一畝的土地。除了這些活動之外，他每個星期打兩次十八洞的高爾夫球，我要特別說明的是他的球友都比他年輕二十歲以上。如果你想要嚐嚐真正的自製麵包，可以像我一樣經常去拜訪他們。

最後一位是P博士，他在半個世紀前，在哥倫比亞大學獲得博士學位。他和家人在上海住了幾年，然後搬到馬尼拉，第二次世界大戰他被俘，在恐怖的聖湯瑪斯監獄度過戰爭。他的心臟在那時受損，一直都無法完全復原；不但心臟病發作，還有腳氣病；止痛劑對他的劇痛也無可奈何。許多醫師給他維生素B，但是他的病情惡化，幾乎沒有存活的希望。

在垂危時，他的妻子及女兒來找我，我給他強化牛奶、肝臟、小麥胚芽，先由少量開始，加上大量的泛酸和鈣片來緩和他的疼痛，再加上各種維生素片劑、酵素及含麩胺酸鹽片劑，以消化食物和營養劑；他復原的情形是有目共睹的。自從童年開始，P博士就有迷人的嗓音，唱歌是他的嗜好，他經常在教堂、俱樂部及婚禮上獨唱。他在生病後再度開嗓，現在他比以前唱得更好，又開始在教堂、俱樂部及婚禮擔任獨唱。在他前往馬尼拉就任保險公司主管新職之前，他為我唱了一首特別挑選的歌：「我永遠愛著你」。如果能忍住感動的淚水，我也會對他唱同一首歌。

良好的健康絕非偶然，每個人都需注重營養。健康不是偶一為之，而是靠每一餐、每一天，日復一日，年復一年，不斷持之以恆所成。

29 我們的國民健康嗎？

原始民族的健康遠勝過我們

有無數的人致力於疾病的研究，但是很少有人研究健康。

幾年前，溫士敦・普萊斯博士（Dr. Weston A. Price）曾經環遊世界各地，研究從未接觸過所謂文明的原始部落人們。他調查瑞士阿爾卑斯山區、義大利北部、澳洲、紐西蘭、中非及南美洲叢林、加拿大北部、阿拉斯加及南太平洋各個小島上與世隔絕的部落。其中很多人的食物都非常有限，有些只吃肉類或魚類，沒有蔬菜或穀物；有些則只有蔬菜或穀類，沒有肉類或魚類。但有兩個共同點——即飲食適合每個人的需求，也不含精製的食物。而後者是前者的主要成因。

普萊斯博士在他的《營養與生理退化》（*Nutrition and Physical Degeneration*）一書中談到他的發現。那些原始部落人們的骨骼發育良好，臉孔及下巴很寬，牙齒不會過於擁擠，沒有蛀牙，也不受疾病所擾。癌症、潰瘍、高血壓、肺結核、心臟及腎臟疾病、肌肉無力、各種硬化症、腦中風等的罹患率，每一個的統計結果都是零。他們沒有人知道這些疾病的名稱，也沒有必要知道。

那些地區沒有醫院或醫師、犯罪或監獄；沒有精神病患，也沒有精神病院及酒癮或毒癮的勒戒所；沒有行為不良的孩子。每一個母親都親自哺育孩子，人們的心理、道德、情緒，以及身體都非常健康。

英國的醫師羅勃特・麥克卡里森博士（Sir Robert Mc Carrison），曾經研究過居住在喜馬拉雅高山地區的漢茲族（Hunzas）。他們的食物非常有限，但是土壤肥沃，從含有豐富礦物質的山澗引水灌溉。麥克卡里森博士對於疾病的統計結果和普萊斯博士相同，他找不到任何潰瘍、癌症、心臟或腎臟病或其他疾病；沒有精神病、罪犯或吸毒者、酒鬼；也沒有監獄、精神病院、兒童戒護等問題。

其他到過漢茲部落的訪客，描述他們樂天知命及堅忍的毅力。一個送信人跑到三十五哩外的鄰村去傳達訊息，當天來回而沒有一點疲態。就像山區的導遊一樣，漢茲族人在崎嶇陡峭的山壁之間健步如飛，荷著重負，談笑自若，還快樂地唱著歌。

幾年前，有一群摩門教的傳教士醫療隊，為百萬名以上的中非原始部落作健康檢查，他們找不到任何疾病、癌症、犯罪、精神病、酒鬼或吸毒者。在南美洲類似的情形也相同。

麥克・華司博士研究墨西哥隔離地區的印地安人，那裡的人連飲水都缺乏，他們唯一的水源是仙人掌發酵的汁液，其中含有非常豐富的維生素C，每個人每天從其中所獲得的維生素C，等於十二杯新鮮的柳橙汁。這些人從來不洗澡，但是並沒有難聞的體味，也沒有癌症、高血壓、心臟病、犯罪或精神失常。

距那裡幾哩外的村莊，也作過同樣的調查。白人把白糖、白麵粉及所謂文明帶到那些村莊，普萊斯博士發現那兒的人們具有骨骼發育不良、牙齒擁擠、彎曲，嚴重的蛀牙及各種疾病；犯罪、監獄、墮落、精神病及性氾濫等。麥克卡里森博士則發現潰瘍、心臟及腎臟疾病、癌症、高血壓、大腸炎及肺結核。

我找出各種美國人的健康統計資料，與普萊斯及麥克卡里森博士所發現的零記錄作比較。我所得到的資料記載著為疾病所苦的人不計其數。韓戰、越戰及二次世界大戰時，疾病的數目及病因的比較，讓我喪氣不已，有好幾天無法釋懷；間隔的時間如此短，所增加的異常卻十分驚人。這些並不是疾病的統計數字，卻是我們最精壯的年輕人，在最佳體能發育狀態的統計數字。

關於老人在家調養的統計數字，並沒有提到這些老人每天枯燥地坐著或躺在家中，心裡的痛苦、恐懼、絕望；如果你深入瞭解這些家庭，就會知道平均壽命並不值得驕傲。

每天因為勞工請病假所損失的工時統計數字，並不包括輕微但是痛苦的小病，或是病況嚴重，卻無力負擔昂貴醫療費用，及夜間病情嚴重時請不到醫師的情況。

很多真正重要或造成傷害的事件，都沒有統計數字。疲憊的母親為了生病的孩子徹夜無法成眠，第二天仍然必須勉強打起精神上班；許多學童因為營養不良，無法維持上課時靈活的頭腦，而浪費許多教育資源；很多母親把預定讓孩子上大學的存款付給醫院。

我找不到健康的統計。健康是什麼？所謂健康保險，意思是疾病保險；健康福利指的是疾病福利；健康計畫及調查，則是疾病的計畫及調查。我參加過健康教育、健康課程、看過健康書籍，得到的是疫苗接種、傳染和疾病的知識。然而真正的健康不應該只是預防疾病。

與普萊斯及麥克卡里森博士對原始部落調查不同的是，美國人因為心臟疾病及癌症致死的數字，高居全球之冠；而中風、高血壓、肺氣腫、糖尿病及老化的疾病迅速增加。以前罕見的異常疾病，如肌肉無力、各種硬化症等，也變得相當普遍。

每年都出現新的病例，其中大多是因為用藥過度所引起；先天性新陳代謝異常，則是由於未出生前在母體飲食不當所致。大多數人骨骼發育不良；百分之九十八的兒童有嚴重的蛀牙。犯罪、酒精中毒、吸毒、離婚等發生率居高不下。每年有更多智障兒出生。我們的疾病記錄是國人的恥辱，因為很難找到一個完全健康的人。

健康的情況愈差，我們的財富就愈少。六十歲以上的老人，用在維護健康的費用高達存款的百分之六十；然而六十歲以上的老人，其中百分之六十並沒有存款，他們醫療費用需要納稅人共同負擔。政府的稅捐有很多花在州立醫院，及家中慢性疾病患者的照顧費用，還有精神病療養院或煙毒勒戒所等。孩子不肯上學或上學時心不在焉，也是浪費納稅人的錢。

除了稅捐，還有許多慈善基金，防癌基金、腦中風基金等不計其數。募款變成一個大事業，還為此訓練出一批專家。據我所知，卻沒有任何預防疾病的基金會。

普萊斯及麥克卡里森博士所研究的原始部落，並沒有所謂預防措施，沒有X光能發現早期的肺結核，或免費的防癌中心為憂心忡忡的人們作抹片檢查；他們做的只是吃健康的食物。

除非能儘快地作好預防措施，否則更多的暴躁、倦怠、精神恍惚、情緒失調、姿勢不良及骨骼發育不良、蛀牙等都無可避免。需要更多的手術來切除更多腫瘤、癌細胞、膀胱或前列腺、子宮等器官；我們也可以預期癌症、潰瘍、高血壓、心臟及腎臟疾病、糖尿病、肌肉無力、各種硬化症、腦部痲痺，及更多未知的疾病產生。

一定有人會抗議，因為醫療的技術比以前更進步，人們應該活得比以前久，這些話有一部份是事實，但並非完全正確。一九一四年到一九二〇年丹麥政府禁止穀物精碾時，丹麥人活得更久，即使到了容易生病的年紀，患病的人也非常少。醫療的技術比以前進步，是的，現在是太進步了，可以診斷出激增的嬰幼兒癌症病例。

有一位年輕女子來找我時，不停地啜泣。她拿出三歲小女兒的照片告訴我，孩子剛剛死於癌症；她還有兩個孩子，一個不到兩歲，另一個剛滿五歲都生命垂危。她不斷說希望自己死了算了，她來求我救救兩個垂死的孩子，我真希望在六年前就已經幫助她！

工業革命帶來健康危機

工業革命後，人們由自給自足的農場搬到擁擠的城市，國人的健康就開始走下坡。人們不斷改良精碾穀物的機器，研究新的食品加工技術，提高貧瘠土壤的年產，卻更難獲得良好的營養。儘管如此，只要人們有心，仍然可以選擇未精製的食物；只要食物不精製、飲食中營養充足，就能維持健康，不需要營養劑；肉體、精神及社會的退化，與精製穀物的消耗量成正比。

我們必須面對事實，在實驗室中營養不良的動物所產生的疾病，有一天也會發生在人類身上。社會問題也有一部份是不當的飲食所造成。缺乏維生素B群會引起酒精中毒，而半數的車禍都是因為飲酒過量所造成。赫夫博士（Dr. Hoffer）以改善營養的方式，挽救了數以千計絕望的精神分裂症病患，使他們重新恢復健康。精神分裂症患者的自殺率非常高，但是改善營養後，就沒有再發生自殺事件。

爭執、暴躁、自我中心而使婚姻破裂；四十甚至三十歲的中年人普遍發生的性功能障礙，都可能是因為營養不良所致。如果有人關心學童們的飲食，就知道為什麼人們需要這麼多藥品。

酒精中毒、犯罪、精神失常、自殺、離婚、吸毒等，都與營養有密切的關係，若不及時改善，社會問題將日趨惡化。國人營養的好與壞，應該有一個判斷的標準。美國國家科學研究院食品營養局曾經建議，為了維護健康，每個人都應該攝取某些份量的各種營養。

現代人普遍營養攝取不足

最近收到許多關於國人營養的調查報告，研究七到四十種必需營養素是否足夠，包括鈣、鐵及維生素A、B_1、B_2、C及菸鹼素等。分析食物中的攝取量，顯示有數千人，佔調查對象的大多數，日常飲食營養素的攝取量，不及每日建議攝取量的一半，另外數千人的營養素攝取量，甚至低於每日建議攝取量的四分之一，蛋白質的攝取量也多半偏低。

這些調查報告都不是對於貧窮的家庭，他們調查的對象都是居住鄉間的小社區，或是大學附近的郊區民眾。都市中的貧民窟及貧窮的鄉下，人們所吃的食物更難以想像。

一般而言，婦女尤其是十幾歲女孩的飲食，比男性或男孩更差，鈣質、鐵質及維生素A、

B_2的攝取量嚴重不足。血液分析中顯示驚人的貧血現象，並缺乏維生素A、B_1、B_2、C及胡蘿蔔素。務農的人家也很少栽種自己的食物，他們的飲食並不比城市人好。高收入者飲食雖然優於低收入者，但是多數仍然不理想。真正的悲劇，也是最不應該發生的，是未滿週歲的嬰兒飲食中缺乏的營養素，不及每日建議攝取量的二分之一或四分之一，愈小的嬰兒營養愈不足。

貧窮家庭的嬰兒，他們的母親連高中都沒有畢業，卻反而比大學畢業的母親及父親是大學教授的嬰兒，獲得更多鈣及維生素B_1、B_2、C、D，因為貧窮的母親沒有能力看小兒科醫師，或購買配方不良的嬰兒食品。

營養缺乏所導致的過敏、感染、皮膚出疹、痙攣、及各種異常的症狀，在美國嬰兒的身上愈來愈普遍。在北非、東方及歐洲各個國家，我都會看到健康、可愛的嬰兒，但是在美國，一百個當中也很難找到一個。

在出生後最初幾個月內，如果營養不足，特別是缺乏蛋白質、鎂、維生素B_6或E，大腦即無法正常發育。在我們的城市中，學童的智商在最近二十年低了九個百分點；我懷疑未來二十年情況可能會更糟。

一九六九年一月，亞諾．史契夫博士（Dr. Arnold Schaefer）提出第一份美國人民營養調查報告，這項調查是由健康、教育及福利局共同執行，在檢查一萬兩千個受訪對象後，發出營養不良的警告。三分之一的六歲以下兒童及許多成人都患有貧血；另外三分之一青少年缺乏維生素A。碘缺乏而使甲狀腺腫大的病例增加，切除腫瘤的手術也迅速增加。X光檢查顯示許多人骨骼發育不良，兒童血液中的維生素C、D含量低得令人難以接受。有許多十幾歲的青少年，牙齒幾乎蛀光了，無法咀嚼食物；有幾個案例顯示嚴重缺乏蛋白質。資料上記錄有「營養不良的人數大大超出預期」；這種情況被稱為可怕的危機。他們所強調的重點是，營養不良的兒童學習效果不佳，成人則工作效率大受影響。

為什麼一個國家要讓食品精製，然後產生疾病？史契夫博士認為人們需要的是食物，而不是營養劑。但是他顯然忽略一個事實，這些人並非吃了營養劑而嚴重營養不良，而是吃了太多的加工食品。

美國農業部在一九五五年及一九六五年，各作一次全國性的營養調查。在一九五五年，只有半數國人的飲食營養不良。十年以後，則有三分之二的人缺乏蛋白質、鈣、維生素A、C及各種礦物質，只有鐵例外。在短短十年當中，垃圾食物，如飲料、甜點、麥片等的消耗量激增。而全脂牛奶、起司、新鮮的水果、蔬菜的攝取量明顯減少。

只要花費少量的金錢，便可買到有益健康的澱粉質食物，如豆類、馬鈴薯、全麥食品等，卻不受到重視。還有許多項調查顯示，美國人的飲食在一九六〇年到一九六八年之間惡化許多。

不論這些調查的目的為何，都以驚人的數字告訴我們美國人並不健康，而且情況顯然逐年惡化。問題是，我們該如何，或是能怎麼辦呢？

30 食品工業愚弄大眾

誇大不實的食品廣告

大家都說美國是世界上吃得最好的國家，而很多人都相信這句話。人們經常不假思索地相信一些積非成是的道理，認為吃很多精製的食物，就是吃得最好。

近年來，資本雄厚的食品工業，每年花鉅額的廣告費不停地宣傳很多不實的內容和觀念。為了提高由產品得到的利益，不惜讓大量的營養素在食品加工過程中流失。他們怕消費者對於營養有所認識，會影響其銷售量，所以必須以大量的廣告說服大眾，誇大其詞地宣傳他們的產品營養非常充足，營養素在食品加工過程中流失非常少，並且精製的食物有益健康。如果我們想要活得健康，就必須分清楚事實與謊言。

食品加工業力量幾乎是無遠弗屆。他們以鉅額的金錢買通遊說者及立法者，維護其食品加工業者的既得利益；操縱廣播、電視、報章雜誌等所有的食品廣告。他們甚至於付錢給一些「公益廣告」，製造各種假象，目的是增加銷售量，掩飾傷害消費者的事實。

同時，食品加工業者與藥品製造業者狼狽為奸，在醫學刊物上大作廣告。

一個健康的國家，有必要使用大量的藥物嗎？

亞諾・史契夫博士曾經輕描淡寫地一語帶過，表示食品工業對於美國人的營養不良難辭其咎。如果每個人都注重營養，就不會購買營養素已經蕩然無存的食物；而且也沒有人會被強迫去購買那些食物。普萊斯及麥克卡里森博士對健康的原始部落的調查結果，發現那些人並未因為受過營養教育而選擇合宜的食物，而是因為無法獲得精製的食物。

食品業者怕消費者的營養常識增加，會影響其銷售量，會在食品中（如麥片等）加入微量的維生素B_6及泛酸，再一次誤導消費者，讓他們以為這些聊勝於無的添加成分，足以彌補大量流失的營養。

想想看由精碾的麵粉製成麵包，會造成何種損失？麵包對健康極為重要，因為那是我們的主食，尤其是成長中的孩子及低收入者。

美國人都相信營養麵包和全麥一樣具有營養價值，連醫師、營養師、營養學教授等也不例外。美國農業局提出一份白麵包與全麥麵包的比較數據，營養素流失百分比如下：鈣質百分之六十；鉀百分之七十四；鐵百分之七十六；鎂百分之七十八；亞麻油酸百分之五十；維生素B_1百分之九十；維生素B_2百分之六十一；菸鹼素百分之八十。

雖然被丟棄的胚芽中蛋白質只佔百分之二十二，但是其中含有豐富的必需胺基酸，其餘部分的蛋白質並無法供應成長所需。此外，還流失百分之七十九的葉酸；百分之六十的維生素B_6；鋅百分之五十四；泛酸百分之六十九；維生素E百分之百；鎂百分之八十四；銅百分之七十四。我找不到膽鹼、肌醇、PABA、生物素、鈷及其他微量礦物質的流失比例，但每一種營養素都非常重要。

營養的白麵包含維生素B_1、菸鹼素，及鐵質，和全麥麵包同樣具有營養價值，這種說法是完全不足以採信的。白麵包中的營養，和麥片、通心粉、通心麵、麵條、糕餅等各種食品中一樣，皆蕩然無存。小麥在各種營養素被除去後加入膨鬆劑、烘培製成麥片後，可以賣到十倍價錢；這樣還不夠，還要讓消費者相信，這種麥片能使營養不良的青少年變得生龍活虎。

過去五十年間，因為精碾小麥而流失的營養素已經是天文數字。根據本地的農業局告訴我，在過去十年食用麥片的產量總計三百零七億磅。假設其中的十分之一沒有精碾，一年之中損失的鉀就有三百多億克，其他營養的流失量可想而知。這些損失的營養，尤其是維生素E、鎂、鉀等，與致命的心臟疾病都有密切的關係；也是健康與疾病的重要因素。

另一個誤導的行為，是在白麵包裡加入焦糖色素，讓它看起來像全麥麵包，在包裝中則標示「全麥」麵包，暗示是由百分之百全麥製成。許多家庭主婦購買這種麵包，還以為給家人非常好的食品。在明尼蘇達州，幾乎所有作為早餐主食的黑麵包，都是以白麵粉加色素製成。

雖然健康食品店及許多市場上所出售的未精製麵包，不含防腐劑。但是麵粉中卻經常加入防腐劑以保持新鮮，據說白麵粉裡加了三十種化學物質，使細菌無法生存，因此不需要再添加防腐劑。

加工食品使多數營養流失

每一種食物在精製及加工後，營養價值已流失許多。例如白糖裡的維生素或礦物質，全部蕩然無存。此外，市場上充斥著許多合成的食物，幾乎不含營養成分。像碳酸飲料、人造果汁、膠質點心及其他許多食品，都只是加糖的化學品。

除了有害的防腐劑，多數的食物都含有各種添加劑，目前所使用的幾乎有數百種。這些添加劑單獨使用時或許無害，但是混合起來，可能有很高的毒性，甚至有致癌性。

食品業者經常透過醫師及大學教授在報章雜誌的專欄大作廣告。並且捐鉅額的經費給各大學院校作營養的研究，巧妙地收買了那些專家學者，而他們則坐收可觀的紅利，並且成為大眾所矚目的慈善家。

食品業者指定研究計畫、制定政策、評估並過濾所發表的調查結果，以確定不會影響銷售量或是揭穿精製食物有益健康的不實宣傳。

人們也許會問，這些大學裡不可多得的人才，為何接受危害國人健康至鉅的公司贊助？因為大學講師及教授所發表的研究論文，與他們的知名度、地位、升遷及加薪都有密切的關係，必須有經費才可能作研究，通常只有食品加工業者能贊助研究經費。

食品及藥品製造業者每年贊助數百萬美元給大學營養系、家政系，就能取得巨大的控制權，讓教育、訓練及整合的人才成為他們的發言人。如果某項研究基金的負責人不肯合作，他們的研究經費可能會被取消。

邁爾・羅賓森博士（Dr. Miles Robinson）告訴我，有很多醫師過於低估營養的價值，因為他們也受到廣告的洗腦，誤以為我們現在吃的食物，已經能夠供給足夠的營養。許多大學教授及數以百萬計的人也都一樣受廣告的洗腦，相信營養是充足的。

食品業者對大學營養系的影響，可以由醫院所供應的食物看出來。去年有某家醫院的院長，要我協助營養師為病人設計營養的膳食。這位年輕的女士擁有一流大學的文憑；受過優秀的技術性訓練。然而我在醫院廚房所看到的，是用會使膽固醇升高的氫化油煎過的牛排、炸薯條及炸蝦，不斷再用同樣的油回鍋去炸；水果和蔬果是罐頭或冷凍；而肉類在高溫下煮得太過火。

高中上學期，孩子在食品課程中學習製作派、糕餅、蛋捲等，都是用白麵粉及氫化的油。有一堂課是用有加工過的起司、氫化的花生醬、含百分之五十飽和脂肪的冷肉，來做成白麵包三明治。

在製作果凍及點心時，他們告訴孩子膠質中含有蛋白質，卻沒有說此種蛋白質中缺少五種必需胺基酸，並含有過多的甘胺酸，可能會有毒性。這些受到錯誤營養觀念誤導的女孩們，將來會為人妻母，利用這些錯誤的知識，為未來的先生及兒女製造疾病。她們認為營養一點也不重要，而她們的老師，對於營養學也是一無所知。

福利措施並沒有帶來健康。一個對於紐約學童營養狀況的研究中，百分之七十三點二飲食營養不足，只有百分之六點六非常好。這份研究報告說：「這些接受救濟的學童飲食極度不良，只有極少部份良好。」免費的營養午餐並沒有改善他們的營養，徒然浪費政府的經費。把錢交給不懂營養的人，只會增加商人的利潤，卻無法創造健康。

如果解決低收入者營養不良的方式是發放救濟金，納稅人就要準備多付一倍的稅金了；除了負擔加工過、有害健康的食物，還要負擔因為健康受損而必需的醫療費用。而醫師診療費及藥物費用也都將上漲。

現在是應該面對現實的時候了。在人類身上創造疾病是最殘酷的事，我們所受的痛苦已經無可計數；醫院、精神療養院、監獄、煙毒勒戒所已經氾濫；將來還會需要更多。在這些機構佔據床位的每一個人，都承受外人無法體會的痛苦。如果你聽夠了人們痛苦的哀號與呻吟，如果你看到他們在無數個黑夜裡急促地呼吸，就能體會出創造疾病確實是一件殘忍的事。

你看到鼓吹人們喝更多碳酸飲料的海報；電視、廣播、報紙及婦女雜誌上的廣告；小兒科醫師推薦配方不良的嬰兒奶粉；疲倦的母親為家人準備加工過的三餐。你知道原諒或找藉口，但是事實依然不變，人們正逐漸走上痛苦之路，而承受痛苦更是殘酷的事情。

國家的力量及意志力，正以驚人的速度日漸低落。過度加工的食品，已經使美國超級強國的地位受到動搖，而人們還自認為吃得最好。我們應該認清事實的真相：廣告目的是為了創造財富，而不是創造健康。

31　身體力行改善營養

自己動手烹調營養食物

很多人都同意國人的營養應該改善，問題是由誰執行？有些人說大專院校或是農業、教育、健康及社會福利等部門，然而，到目前為止，這些組織仍然無動於衷。

我的父親常說，如果你希望完成某件事，就自己去做。如果人們將這種自動自發的態度運用在營養方面，就能有驚人的改變。例如，現在美國各地已經有許多由年輕人所成立的「回歸土壤」的團體。他們栽培自己要吃的食物，不用化學肥料或噴灑農藥，且把多餘的食物製成罐頭，留到冬天；有些人則種植果樹。

他們用石磨磨成的完整穀類，自製麵包和麥片。有些人養羊擠美味的羊奶；飼養雞鴨，供應可以受精的蛋及新鮮的雞鴨肉；只用蜂蜜、楓糖漿及未精製的糖蜜調製甜食。

最近有一個團體邀請我參加一個愉快的婚禮，結婚蛋糕是用全麥麵粉、堅果、胡蘿蔔及蜂蜜作成的；並且以胡蘿蔔汁、蘋果汁及不加鹽的堅果代替香檳及薄荷糖。這些年輕人對於五花八門的食品廣告都不為所動。

去年我在一些大學演講時，發現有很多年輕人對營養非常感興趣，也願意身體力行。在聖塔克魯茲的加州大學，有許多學生拒絕吃大學自助餐所供應的垃圾食物，而在宿舍裡自己煮東西吃。學校當局怕引起火災，要求餐廳經理準備他們要求的食物。當我去看他們時，注重健康的學生們吃的是乾酪、蛋、牛奶、天然的起司，以及用芹菜、青椒及青蔥調味的美味黃豆及糙米、蘋果醬等。

校園裡有一個施用有機肥料的菜園，由學生自願照管，供應蘿蔔、胡蘿蔔、沙拉用的萵苣及清蒸用的甜菜。剛出爐的麵包是由黃豆粉及石磨磨成的全麥麵粉作成的；點心是新鮮的橘子、蘋果、香蕉、堅果、葵花子及小麥胚芽。唯一的甜味是一大碗蜂蜜。他們吃掉大量的優格及牛奶。

相反地，其他學生的菜單有白飯肉丸、白米、炸雞、馬鈴薯泥；白麵包、麵包捲、甜鬆餅；果凍甜點、玉米粉布丁及四種戚風蛋糕；還有大量的咖啡及碳酸飲料，很明顯地損害健康，引起疾病。在同一個校區內，我發現一些年輕女孩們，可能因為盲目的節食與素食，或不喝牛奶，而毀掉將來生育健康孩子的機會，這種情況屢見不鮮。

家人健康從選擇食物開始

如果你是一位家庭主婦，可以從改善自己的營養作起，再帶動全家人，選購更營養的食物，避免垃圾食物。讓孩子吃水果及堅果代替糖果；避免色素、合成香料及糖；用新鮮果汁或優格、香草及未經稀釋、冷凍的柳橙汁自製美味的冷飲。仔細看食品包裝上的標示，避免化學添加劑及防腐劑，盡量買受精的蛋及衛生的生乳。

你可以用石磨磨成的新鮮麵粉，加上非即溶的奶粉，開始自製麵包；每個人都會讚不絕口，在你忙碌時，你的孩子或先生可能也會親身參與動手一起做。

個人的營養獲得改善後，你會發現自己精力倍增，樂於從事更多有意義的活動，培養許多嗜好，如園藝、打網球、高爾夫、健行、跳舞或練瑜伽；畫圖、素描、音樂、參與社區工作或教會的工作；由此可知，一個健康的人，生活將更多采多姿。

健康來自廚房，所以應該先培養烹飪的興趣。只要掌握原則，就不會把肉煮得太老，或是把魚燒焦；很快地你就能製作出美味無比的沙拉；調理出使人們讚不絕口的蔬菜；可以把有益健康的材料加到點心中，甚至自己作優格以節省金錢。你可以邀請一些朋友到家裡用餐，讓他們見識你的新手藝。

很快地你的好朋友們都會驚歎：「你的氣色好極了！」每個人都想像你一樣容光煥發，神采奕奕。他們也會對營養大感興趣，不久後疲勞會一掃而空，變得精力充沛；腿部抽筋、頭痛或便祕都消失，膚色也改善了。孩子的朋友可能長青春痘或有經痛的苦惱，需要你的幫助；你體會到幫助別人的快樂，更加樂此不疲。

你可以組織一個營養研究讀書會，每個星期聚會一次。第一年探討一般的營養問題，交換報章雜誌上最新的營養知識，也可以邀請學者專家來演講。其後研究嬰幼兒的營養問題，與別人分享你們的問題與知識。如今在美國已經有許多這類研究團體。

因為你知道家庭主婦必須學會做可口的餐食，才能確保家人的健康；所以你可以邀請一些朋友示範麵包的作法；如果你喜歡這類的活動，就可以在家裡開設營養烹飪班。我認識好幾位這樣的朋友，他們開班酌收費用。而課程內容包括肉類烹調、蔬菜調理、香料與草藥的用法、製作優格、加肉麵包、高蛋白的蛋糊與麥片、以植物油作成的餅乾、完全用小麥胚芽作成的奶油巧克力等，每一堂課都討論營養的問題。

你對於營養的涉獵愈深，興趣就愈濃厚。也許你自願充當婦女俱樂部茶會的點心委員，供應營養美味的餅乾；改善童子軍慶生會的餐點；為附近的教會晚餐盡一些敦親睦鄰的心意；並且讓碳酸飲料撤離小學的福利社，以確保孩子的健康。

我有一位對營養頗有研究的朋友，在她的孩子讀小學時，為學校自助餐擬菜單，並且監督午餐的準備情形。她採購完全以有機肥料培植的新鮮蔬菜，略微加以蒸或烤，使蔬菜不會因為過度浸泡或煮太久而風味盡失。並且每天都供應沙拉；加肉的麵包、湯及蛋捲都加入奶粉；並用小麥胚芽、酵母以補充營養。例如，魚先刷上美奶滋，沾上小麥胚芽再烤熟。

所有的麵包都用當日現磨的全麥麵粉作成；因為太好吃了，家長都反應孩子再也不肯吃家裡的白麵包了。經常有家長到學校來買麵包回家吃。因為孩子不喝殺菌過的牛奶，因此很多都浪費掉了，所以我的朋友改成衛生合格的生乳，孩子喜歡極了，生乳的消耗量很快加倍，甚至增加三倍。

她用蜂蜜代替糖，點心通常是新鮮的水果、起司及棗子。有時候是美味的蛋糕、自製的餅乾，或是用全麥芽、黃豆粉、小麥胚芽及奶粉作成的鬆餅。那些沒有吃早餐就上學的孩子，便可以在自助餐廳吃到自製的麵包、奶油及牛奶。

我們應該瞭解到從幼稚園開始，到高中，甚至大專院校，都應該包括營養的課程。而身體力行，體驗到更好的健康，就會樂於幫助孩子促進健康。

我認識一位在每一堂課都強調營養食物的老師，她告訴學生們，他們很快就要為人妻母，而孩子是國家未來的主人翁，應該使他們更健康。她告訴我，多年來，幾乎每天都有年輕的母親，帶著活潑健康的孩子來看她。

如果你是一位老師，或是一位母親，可以用小白鼠作一個營養實驗。把動物們分別關在不同的籠子裡，其中一組吃白麵包、喝水；另一組喝牛奶；另外一組喝碳酸飲料。幾個星期後，喝碳酸飲料的老鼠已經奄奄一息時，再將它們的食物掉換過來。結果發現，改善飲食也無法彌補先前的錯誤飲食造成的傷害；而早期的營養良好，後期不良飲食的傷害性也會減少。

你還可以作另外一組實驗，比較全麥麵包與所謂營養麵包；果凍或其他牛奶布丁等的差別。這些動物當然只能喝水。如果這種實驗是在家中作的，可以和學校分享；如果是在學校作的，可以和其他班級分享。即使如此簡單的實驗，也能給孩子非常深刻而持久的印象。

當你瞭解到自行栽種食物比完全由市場購買食物更健康時，你就會對園藝大感興趣。如果空間有限，可以在花園裡種一些甜菜、番茄、南瓜等。許多住在大都市中心外圍的人們，可以種一些果樹，卻不會破壞風景；像我們的小院子裡便有八棵果樹。

通常一小塊空地就足夠種許多蔬菜，收成後可以冷凍或裝罐。有許多年輕夫妻，為了改善營養，特別搬到鄉下，種一畦菜園，幾棵果樹，養一頭牛或羊，幾隻雞，自給自足。

一個非常好的組織，稱為「自然食物協會」（Natural Food Associates），他們以天然的礦物質、堆肥等改良土壤栽培出來的植物，比施用化學肥料的植物都要鮮美。在美國仍然有一些農場，以有機肥料栽培農作物，但是數量太少。相對地，去年當我的先生和我開車經過法國的鄉間，我們發現家家戶戶都有一座菜園；每一座菜園及農場都使用堆肥。

我認為應該立法禁止食品業者添加色素，加重罰款，取締誤導消費者的不實廣告。反污染的法律應該要求每一個城市回收自己的廢水。

當然所有的商品標示法都應該改善，食物的成分及添加劑都應該標示清楚。你有權利知道所謂植物油的成分，是未精煉的油脂或是飽和的椰子油；罐頭肉中是百分之五十的飽和脂肪而不是你要買的蛋白質；是否蛋白質食品都能促進成長，或是幾乎沒有價值；所有的碳酸飲料都應該列出成分，包括咖啡因，是否符合國家標準。

所有的防腐劑都應該註明化學全名，而不是無關緊要地寫上縮寫，如BHA或BHT。法律應該規定所有的防腐劑，必須在作過動物實驗後，才能使用。美國人每一個人每年大約吃掉三磅合成的化學品，但是沒有人知道會有哪些副作用。許多使用多年的食品添加物，都有致癌的報告。

為了改善營養不良的情況，我強烈地認為應該立法制止毫無營養價值的食品上市，如碳酸飲料、人造果汁及合成水果糖。

第一次世界大戰的丹麥，及第二次世界大戰時的英國，在所有的麵食中都保留小麥胚芽，使高血壓及糖尿病患者減少，就連因心臟疾病致死的病例也顯著降低。

當然美國人也可以做到這些。因為國人營養不良的情況顯著惡化，總有一天必須通過這些法律，規定麵粉中必須保留小麥胚芽，或是不得棄置任何營養。

在海地，營養不良是國民主要的死亡原因，特別是缺乏蛋白質。海地政府特別成立媽媽教室，教導婦女以一份穀類、兩份玉米泥及一份豆子調製成營養食譜。玉米中缺乏的胺基酸由豆類加以補充；如此一來，這份食品中的蛋白質幾乎相當於牛奶中的蛋白質。這份玉米豆子的調理食物相當可口，連六個月大的嬰兒也能接受。只要每天花九分錢，每個家庭的能量可增加百分之三十，鐵及維生素B也能增加百分之五十，兩年之內，採用這份食譜的地區，幾乎完全沒有營養不良的情形。

無需鉅額的經費，只有實用的教學課程；然而，最重要的原因是，他們沒有任何垃圾食物。另一組來自美國的科學家，在中南美洲地區，也是利用價格低廉的食品，完全不用營養已經流失的食物，成功地解決了營養不良的問題。我們也可以採用類似的方法，利用一些基本的，價格低廉但極具營養的食物，教導人們如何應用這些食物，去掉沒有營養的垃圾食物，改善低收入者的營養問題。

當你學會更多營養的知識，就可能想要尋找具備營養學素養的醫師。每年都有數千個人寫信給我，詢問對營養學有專精的醫師的名字。但是醫學院不教授此類課程，醫師如何認識營養呢？

所以那不是醫師本身的錯誤。

如果許多人都問這類問題，例如：「如果我只給嬰兒喝脫脂牛奶，他從哪裡獲得亞麻油酸？」「為什麼你不讓他使用維生素E？」「在治好我的過敏症之前，每天應該服用多少毫克的泛酸？」或是「為何你用抗生素取代不會中毒的維生素C？」醫師聽夠了這些他們無法回答的營養問題，也許醫學院裡就會開設營養的課程，讓開業的醫師有進修的機會。

如果我們想要每一個國民都能夠健康，必須仰賴有識之士，例如科學家、人類學家及臨床教授、熱忱的業餘人士等，只要有足夠的有心人，不需要任何特殊的訓練或組織，以有限的經費就能解決國人營養不良的問題。這是每個人的工作，需要群策群力，共同完成。

營養與豐富的人生有關。法蘭西斯•培根曾經說過：「健康的身體是靈魂寬廣的居所，而生病的身體卻是靈魂的監獄。」我們應該身體力行，幫助人們作靈魂慷慨的主人。

每個人都可以看出我們的國家需要幫助。那是我的信仰、理念之一；如果你願意，並且有能力幫助你的同胞，就應該身體力行，努力創造一個健康的國家。

附錄 1　重量與容積單位

重量單位（公制）	重量單位（常衡）
微克(μg)	1 盎司＝ 28.35 克
1 毫克(mg)＝ 1,000 微克	4 盎司＝ 1/4 磅＝ 113.4 克
1 克(g)＝ 1,000 毫克	8 盎司＝ 1/2 磅＝ 227 克
＝ 0.0353 盎司	1 磅＝ 16 盎司＝ 454 克
100 克＝ 100,000 毫克＝ 3.5 盎司	1 磅＝ 16 盎司＝ 0.454 公斤
1 公斤＝ 1,000 公克＝ 2,204 磅	

容積單位：

毫升(ml)	1 品脫＝ 474 毫升
1 公升＝ 1,000 毫升	1 夸脫＝ 2 品脫＝946 毫升
2.5 公升＝ 2,500 毫升	1 加侖＝ 8 品脫＝ 3.785 公升
5 公升＝ 5,000 毫升	

茶匙、湯匙、杯所代表的容量：

1/8 杯＝ 30 毫升	1/8 茶匙＝ 0.6 毫升
1/4 杯＝ 60 毫升	1/4 茶匙＝ 1.2 毫升
1/3 杯＝ 80 毫升	1/2 茶匙＝ 2.5 毫升
1/2 杯＝ 125 毫升	1 茶匙＝ 5.0 毫升
1 杯＝ 250 毫升	1/2 湯匙＝ 7.5 毫升
	1 湯匙＝ 15 毫升

修訂第八版

附錄 2　國人膳食營養參考攝取量（Dieatary Reference Intakes, DRIs）

營養素	身高		體重		熱量(2)(3)		蛋白質(4)		維生素A(6)		AI 維生素D(7)	AI 維生素E(8)	AI 維生素K		維生素C
單位 年齡(1)	公分 (cm)		公斤 (kg)		大卡 (kcal)		公克 (g)		微克 (μg RE)		微克 (μg)	毫克 (mg a-TE)	微克 (μg)		毫克 (mg)
	男	女	男	女											
0 - 6月	61	60	6	6	100/公斤		2.3/公斤		AI=400		10	3	2.0		AI=40
7 - 12月	72	70	9	8	90/公斤		2.1/公斤		AI=400		10	4	2.5		AI=50
					男	女									
1 - 3歲	92	91	13	13			20		400		10	5	30		40
(稍低)					1150	1150									
(適度)					1350	1350									
4 - 6歲	113	112	20	19			30		400		10	6	55		50
(稍低)					1550	1400									
(適度)					1800	1650									
7 - 9歲	130	130	28	27			40		400		10	8	55		60
(稍低)					1800	1650									
(適度)					2100	1900									
									男	女					
10 - 12歲	147	148	38	39			55	50	500	500	10	10	60		80
(稍低)					2050	1950									
(適度)					2350	2250									
13 - 15歲	168	158	55	49			70	60	600	500	10	12	75		100
(稍低)					2400	2050									
(適度)					2800	2350									
16 - 18歲	172	160	62	51			75	55	700	500	10	13	75		100
(低)					2150	1650									
(稍低)					2500	1900									
(適度)					2900	2250									
(高)					3350	2550									
													男	女	
19 - 30歲	171	159	64	52			70	55	600	500	10	12	120	90	100
(低)					1850	1450									
(稍低)					2150	1650									
(適度)					2400	1900									
(高)					2700	2100									
31 - 50歲	170	157	64	54			70	60	600	500	10	12	120	90	100
(低)					1800	1450									
(稍低)					2100	1650									
(適度)					2400	1900									
(高)					2650	2100									
51 - 70歲	165	153	60	52			70	60	600	500	15	12	120	90	100
(低)					1700	1400									
(稍低)					1950	1600									
(適度)					2250	1800									
(高)					2500	2000									
71 歲 -	163	150	58	50			70	60	600	500	15	12	120	90	100
(低)					1650	1300									
(稍低)					1900	1500									
(適度)					2150	1700									
懷孕 第一期					+0		+10		+0		+5	+2	+0		+10
懷孕 第二期					+300		+10		+0		+5	+2	+0		+10
懷孕 第三期					+300		+10		+100		+5	+2	+0		+10
哺乳期					+500		+15		+400		+5	+3	+0		+40

（續附錄 2）

營養素	維生素B_1	維生素B_2	菸鹼素(9)	維生素B_6	維生素B_{12}	葉酸	AI 膽素	AI 生物素	AI 泛酸
單位 年齡(1)	毫克 (mg)	毫克 (mg)	毫克 (mg NE)	毫克 (mg)	微克 (μg)	微克 (μg)	毫克 (mg)	微克 (μg)	毫克 (mg)
0 - 6月	AI=0.3	AI=0.3	AI=2	AI=0.1	AI=0.4	AI=70	140	5.0	1.7
7 - 12月	AI=0.3	AI=0.4	AI=4	AI=0.3	AI=0.6	AI=85	160	6.5	1.8
1 - 3歲 (稍低) (適度)	0.6	0.7	9	0.5	0.9	170	180	9.0	2.0
4 - 6歲 (稍低) (適度)	男 女 0.9 0.8	男 女 1 0.9	男 女 12 11	0.6	1.2	200	220	12.0	2.5
7 - 9歲 (稍低) (適度)	1.0 0.9	1.2 1.0	14 12	0.8	1.5	250	280	16.0	3.0
10 - 12歲 (稍低) (適度)	1.1 1.1	1.3 1.2	15 15	1.3	男 女 2.0 2.2	300	350 350	20.0	4.0
13 - 15歲 (稍低) (適度)	1.3 1.1	1.5 1.3	18 15	男 女 1.4 1.3	2.4	400	男 女 460 380	25.0	4.5
16 - 18歲 (低) (稍低) (適度) (高)	1.4 1.1	1.6 1.2	18 15	1.5 1.3	2.4	400	500 370	27.0	5.0
19 - 30歲 (低) (稍低) (適度) (高)	1.2 0.9	1.3 1.0	16 14	1.5 1.5	2.4	400	450 390	30.0	5.0
31 - 50歲 (低) (稍低) (適度) (高)	1.2 0.9	1.3 1.0	16 14	1.5 1.5	2.4	400	450 390	30.0	5.0
51 - 70歲 (低) (稍低) (適度) (高)	1.2 0.9	1.3 1.0	16 14	1.6 1.6	2.4	400	450 390	30.0	5.0
71 歲 - (低) (稍低) (適度)	1.2 0.9	1.3 1.0	16 14	1.6 1.6	2.4	400	450 390	30.0	5.0
懷孕 第一期	+0	+0	+0	+0.4	+0.2	+200	+20	+0	+1.0
懷孕 第二期	+0.2	+0.2	+2	+0.4	+0.2	+200	+20	+0	+1.0
懷孕 第三期	+0.2	+0.2	+2	+0.4	+0.2	+200	+20	+0	+1.0
哺 乳 期	+0.3	+0.4	+4	+0.4	+0.4	+100	+140	+5.0	+2.0

（續附錄 2）

營養素	鈣 (AI)	磷 (AI)	鎂	鐵(5)	鋅 (AI)	碘	硒	氟 (AI)
單位 年齡(1)	毫克 (mg)	毫克 (mg)	毫克 (mg)	毫克 (mg)	毫克 (mg)	微克 (μg)	微克 (μg)	毫克 (mg)
0 - 6月	300	200	AI=25	7	5	AI=110	AI=15	0.1
7 - 12月	400	300	AI=70	10	5	AI=130	AI=20	0.4
1 - 3歲 (稍低) (適度)	500	400	80	10	5	65	20	0.7
4 - 6歲 (稍低) (適度)	600	500	120	10	5	90	25	1.0
7 - 9歲 (稍低) (適度)	800	600	170	10	8	100	30	1.5
10 - 12歲 (稍低) (適度)	1000	800	男 女 230 230	15	10	120	40	2.0
13 - 15歲 (稍低) (適度)	1200	1000	350 320	15	男 女 15 12	150	50	3.0
16 - 18歲 (低) (稍低) (適度) (高)	1200	1000	390 330	15	15 12	150	55	3.0
19 - 30歲 (低) (稍低) (適度) (高)	1000	800	380 320	男 女 10 15	15 12	150	55	3.0
31 - 50歲 (低) (稍低) (適度) (高)	1000	800	380 320	10 15	15 12	150	55	3.0
51 - 70歲 (低) (稍低) (適度) (高)	1000	800	360 310	10	15 12	150	55	3.0
71 歲 - (低) (稍低) (適度)	1000	800	350 300	10	15 12	150	55	3.0
懷孕 第一期	+0	+0	+35	+0	+3	+75	+5	+0
懷孕 第二期	+0	+0	+35	+0	+3	+75	+5	+0
懷孕 第三期	+0	+0	+35	+30	+3	+75	+5	+0
哺乳期	+0	+0	+0	+30	+3	+100	+15	+0

來源：台灣行政院衛生署

附錄 3　上限攝取量（Tolerable Upper Intake Levls, UL）

修訂第八版

營養素	維生素A	維生素D	維生素E	維生素C	維生素B_6	菸鹼素	葉酸	膽素	鈣	磷	鎂	鐵‡	鋅	碘	硒	氟
單位 年齡	微克 (μg RE)	微克 (μg)	毫克 (mg a-TE)	毫克 (mg)	毫克 (mg)	毫克 (mg NE)	微克 (μg)	毫克 (mg)	毫克 (mg)	毫克 (mg)	毫克 (mg)	毫克 (mg)	毫克 (mg)	微克 (μg)	微克 (μg)	毫克 (mg)
0 - 6 月	600	25							1000			30	7		40	0.7
7 - 12 月									1500				7		60	0.9
1 - 3 歲	600	50	200	400	30	10	300	1000	2500	3000	65	30	9	200	90	1.3
4 - 6 歲	900		300	650	40	15	400	1000			110		11	300	135	2
7 - 9 歲						20	500	1000			110		15	400	185	3
10 - 12 歲	1700		600	1200	60	25	700	2000		4000	350		22	600	280	10
13 - 15 歲	2800		800	1800		30	800	2000			350	40	29	800	400	
16 - 18 歲					80		900	3000					35	1000	400	
19 - 30 歲	3000		1000	2000		35	1000	3500								
31 - 50 歲																
51 - 70 歲																
71 歲 -										3000						
懷孕 第一期 第二期 第三期	3000	50	1000	2000	80	35	1000	3500	2500	3500	350	40	35	1000	400	10
哺 乳 期	3000	50	1000	2000	80	35	1000	3500	2500	4000	350	40	35	1000	400	10

‡ 此量不包括非強化飲食之含鐵量，只適用於強化食品與補充劑等之總鐵量

來源：台灣行政院衛生署

附錄 4

食物營養成分表

食物類別 100 克＝ 3 1/2 盎司	大卡	蛋白質（克）	脂質（克）	醣類（克）	維生素 A 國際單位 (IU)	維生素 B			維生素 C（毫克）	礦物質	
						維生素B_1（毫克）	維生素B_2（毫克）	菸鹼素（毫克）		鈣（毫克）	鐵（毫克）
乾杏仁果	598	18.6	54.2	19.5	—	0.24	0.92	3.5	tr.	234	4.7
生蘋果	58	0.2	0.6	14.5	90	0.03	0.02	0.1	4	7	0.3
蘋果醬：不甜的	41	0.2	0.2	10.8	40	0.02	0.01	tr.	1	4	0.5
甜的	91	0.2	0.1	23.8	40	0.02	0.01	tr.	1	4	0.5
杏桃：罐裝，加糖	86	0.6	0.1	22.0	1,740	0.02	0.02	0.4	4	11	0.3
生食	260	5.0	0.5	66.5	10,900	0.01	0.16	3.3	12	67	5.5
朝鮮薊	18	2.8	0.2	9.9	150	0.07	0.04	0.7	8	51	1.1
炒竹筍	20	2.2	0.2	3.6	900	0.16	0.18	1.4	26	21	0.6
鱷梨	167	2.1	16.4	6.3	290	0.11	0.20	1.6	14	10	3.3
培根	611	30.4	52.0	3.2	—	0.51	0.34	5.2		14	0.7
香蕉	85	1.1	0.2	22.2	190	0.05	0.06	0.7	10	8	2.0
大麥	349	8.2	1.0	78.8	—	0.12	0.05	3.1	—	16	
鱸魚	196	21.5	8.5	6.7	—	—	—	—	—	—	
炒豆子	118	7.8	0.6	21.2	—	0.14	0.07	0.7	—	50	2.7
罐頭豆子（加蕃茄醬）	122	6.1	2.6	19.0	130	0.08	0.03	0.6	2	54	1.8
烤豆子	111	7.6	0.5	19.8	280	0.18	0.10	1.3	17	47	2.5
罐頭豆子	71	4.1	0.3	13.4	130	0.04	0.04	0.5	7	26	2.4
水煮豆子	118	7.8	0.5	21.4	tr.	0.11	0.06	0.7	—	38	2.4
炒豆子	25	1.6	0.2	5.4	540	0.07	0.09	0.5	12	50	0.6
罐頭豆子（加牛肉）	144	7.6	7.1	12.6	130	0.07	0.06	1.3	tr.	37	1.9
牛排（生的）	144	21.6	5.7	—	10	0.09	0.19	5.2	—	13	3.2
碎牛肉（生的）	179	20.7	10.0	—	20	0.09	0.18	5.0	—	12	3.1
炒甜菜	32	1.1	0.1	7.2	20	0.03	0.04	0.3	6	14	0.5
生甜菜	24	2.2	0.3	4.6	6,100	0.10	0.22	0.4	30	119	3.3
餅乾	369	7.4	17.0	45.8	tr.	0.21	0.21	1.8	tr.	11	1.6
黑莓	58	1.2	0.9	12.9	200	0.03	0.04	0.4	21	32	0.9
藍莓	62	0.7	0.5	15.3	100	0.03	0.06	0.5	14	15	1.0
黑麵包	211	5.5	1.3	45.6	—	0.11	0.06	1.2	—	90	1.9
清湯	120	20.0	3.	5	—	—	—	—	—	—	—
大腦（生的）	125	10.4	8.6	0.8	—	0.23	0.26	4.4	18	10	2.4
麥麩（加糖）	240	12.6	3.0	74.3	—	0.10	0.29	17.8	tr.	70	—
小麥薄片（加維生素B_1）	303	10.2	1.8	80.6		0.40	0.17	6.2		71	4.4

（續附錄 4）

食物類別 100 克＝ 3 1/2 盎司	大卡	蛋白質（克）	脂質（克）	醣類（克）	維生素 A 國際單位 (IU)	維生素 B 維生素B_1（毫克）	維生素B_2（毫克）	菸鹼素（毫克）	維生素 C（毫克）	礦物質 鈣（毫克）	鐵（毫克）
麵包：全麥	263	8.7	2.2	52.1	tr.	0.12	0.09	1.3	tr.	88	1.1
葡萄	262	6.6	2.8	53.6	tr.	0.05	0.09	0.7	tr.	71	1.3
裸麥	243	9.1	1.1	52.1	—	0.18	0.07	1.4	—	75	1.6
白土司	269										
全麥、脫脂牛奶	243	8.7	3.2	50.4	tr.	0.25	0.17	2.3	tr.	70	2.4
麵包屑	392										
		10.5	3.0	47.7	tr.	0.26	0.12	2.8	tr.	99	2.3
		12.6	4.6	73.4	tr.	0.22	0.30	3.5	tr.	122	3.6
甘藍	26	3.1	0.3	4.5	2,500	0.09	0.20	0.8	90	88	0.8
芽甘藍	36	4.2	0.4	6.4	520	0.08	0.14	0.8	8.7	32	1.1
蕎麥麵粉	333	11.7	2.5	7.2	—	0.58	0.15	2.9	—	33	2.8
小麥	359	8.7	1.4	79.5	—	0.30	0.10	4.2	—	30	4.7
奶油	716	0.6	81	0.4	3,300	—	—	—	—	20	—
白脫奶	36	3.6	0.1	5.1	tr.	0.04	0.18	0.1	1	121	tr.
高麗菜：生的	24	1.3	0.2	5.4	130	0.05	0.05	0.3	47	49	0.4
炒、烤	20	1.1	0.2	4.3	130	0.04	0.04	0.3	33	44	0.3
蛋糕：	269	7.1	0.2	60.2	—	0.01	0.14	0.2	—	9	0.2
巧克力	369	4.5	16.4	55.8	160	0.02	0.10	0.2	tr.	70	1.0
水果	389	6.0	16.5	57.4	70	0.10	0.11	0.7	tr.	68	1.6
薑汁	317	3.8	10.7	52.0	90	0.12	0.11	0.9	—	68	2.3
海綿蛋糕	473	5.7	29.5	47.0	280	0.03	0.09	0.2	—	21	0.8
糖果：	399	4.0	10.2	76.6	10	0.03	0.17	0.2	tr.	148	1.4
焦糖	550	7.7	32.3	56.9	270	0.06	0.34	0.3	tr.	228	1.1
巧克力、牛奶	426	3.9	17.4	69.0	tr.	0.04	0.09	0.3	tr.	79	1.2
巧克力、核桃	367	tr.	0.5	93.1	—	—	tr.	tr.	—	12	1.1
蠶豆	319	2.0	tr.	80.4	—	—	tr.	tr.	—	18	1.6
甜瓜	421	5.7	10.4	81.0	—	0.16	0.03	3.4	—	35	2.3
花生	180	4.5	1.4	80.7	—	—	—	—	—	352	—
紅蘿蔔（生的）	42	1.1	0.2	9.7	11,000	0.06	0.05	0.6	8	37	0.7
（炒、烤）	31	0.9	0.2	7.1	10,500	0.05	0.05	0.5	6	33	0.6
花椰菜	561	17.2	45.7	29.3	100	0.43	0.25	1.8	—	38	3.8
花椰菜（生的）	27	2.7	0.2	5.2	60	0.11	0.10	0.7	78	25	1.1
（烹調過的）	22	2.3	0.2	4.1	60	0.09	0.08	0.6	55	21	0.7
芹菜（生的）	17	0.9	0.1	3.9	240	0.03	0.03	0.3	9	39	0.3
（烹調過的）	14	0.8	0.1	3.1	230	0.02	0.03	0.3	6	31	0.2
	25	2.4	0.3	4.6	6,500	0.06	0.17	0.5	32	88	3.2
	18	1.8	0.2	3.3	5,400	0.04	0.11	0.4	16	73	1.8

（續附錄 4）

食物類別 100 克＝ 3 1/2 盎司	大卡	蛋白質（克）	脂質（克）	醣類（克）	維生素 A 國際單位 (IU)	維生素 B 維生素B₁（毫克）	維生素B₂（毫克）	菸鹼素（毫克）	維生素 C（毫克）	礦物質 鈣（毫克）	鐵（毫克）
鳳梨汁（不加糖）	179	1.3	0.1	44.3	50	0.23	0.06	0.9	42	39	0.9
比薩（加乳酪）	236	12.0	8.3	28.3	630	0.06	0.20	1.0	8	221	1.0
李子	75	0.8	0.2	19.7	300	0.03	0.03	0.5	4	12	0.5
李子（加糖）	83	0.4	0.1	21.6	1,210	0.02	0.02	0.4	2	9	0.9
爆米花	286	12.7	5.0	76.7	—	—	(0.12)	2.2	—	(11)	(2.7)
爆米花（加油、鹽）	456	9.8	21.8	59.1	—	—	0.09	1.7	—	8	2.1
豬肉（火腿）	394	21.9	33.3	—	—	0.49	0.22	4.4	—	10	2.9
（瘦肉）	387	23.5	31.8	—	—	0.92	0.27	5.6	—	10	3.1
（腰部肉）	467	19.7	42.5	—	—	0.43	0.19	3.2	—	8	2.5
（排骨）	93	2.6	0.1	21.1	tr.	0.10	0.04	1.7	20	9	0.7
馬鈴薯（帶皮）	65	1.9	0.1	14.5	tr.	0.09	0.03	1.2	16	6	0.5
（烤）	274	4.3	13.2	36.0	tr.	0.13	0.08	3.1	21	15	1.3
（加乳酪）	145	5.3	7.9	13.6	320	0.06	0.12	0.9	10	127	0.5
馬鈴薯片	568	5.3	39.8	50.0	tr.	0.2	0.07	4.8	16	40	1.8
馬鈴薯沙拉	99	2.7	2.8	16.3	140	0.08	0.07	1.1	11	32	0.6
梅子	119	1.0	0.3	31.4	750	0.03	0.07	0.7	1	24	1.8
梅子汁	77	0.4	0.1	19.0	—	0.0	0.01	0.4	2	14	4.1
南瓜	33	1.0	0.3	7.9	6,400	0.03	0.05	0.6	5	25	0.4
蘿蔔	17	1.0	0.1	3.6	10	0.03	0.03	0.3	26	30	1.0
葡萄乾	289	2.5	0.2	77.4	20	0.11	0.08	0.5	1	62	3.5
覆盆子	57	1.2	0.5	13.6	130	0.03	0.09	0.9	25	22	0.9
覆盆子（加糖）	98	0.7	0.2	24.6	(70)	0.02	0.6	0.6	21	13	0.6
酵母菌製品	89	3.1	3.5	11.6	140	0.03	0.15	0.1	1	111	tr.
大黃（加糖）	141	0.5	0.1	36.0	80	(0.02)	(0.05)	(0.3)	6	78	0.6
米（糙米）	119	2.5	0.6	22.5	—	0.09	0.02	1.4	—	12	0.5
白米	109	2.0	0.1	24.2	—	0.11	—	1.0	—	10	0.9
穀類（不加鹽）	399	6.0	0.4	89.5	—	0.44	0.04	4.4	—	20	1.8
米布丁	146	3.6	3.1	26.7	110	0.03	0.14	0.2	tr.	98	0.4
沙拉醬（加乳酪）	504	4.8	52.3	7.4	210	0.01	0.10	0.1	2	81	0.2
沙拉醬（低卡路里）	76	3.0	5.9	4.1	170	tr.	0.07	0.1	2	64	0.
鮭魚（罐頭）	203	21.7	12.2	—	—	—	—	—	—	—	—
鮭魚（燻）	176	21.6	9.3	—	—	—	—	—	—	14	—
沙丁魚罐頭	311	20.6	24.4	0.6	180	0.02	0.16	4.4	-	354	3.5
香腸（冷盤）	304	12.1	27.5	1.1	—	0.16	0.22	2.6	-	7	1.8
（煙燻）	345	15.1	31.1	—	—	0.22	0.19	3.1	-	9	2.3
（鄉村口味）	304	12.4	27.2	1.6	—	0.15	0.20	2.5	-	5	1.5
（牛肉、豬肉）	307	16.2	25.2	1.8	6	0.20	0.30	5.7	-	9	5.4
（午餐肉）	294	15.0	24.9	1.3	350	0.31	0.21	3.0	-	9	2.2
（豬肉香腸）	476	18.1	44.2	tr.	—	0.79	0.34	3.7	-	7	2.4

（續附錄 4）

食物類別 100 克＝3 1/2 盎司	大卡	蛋白質 （克）	脂質 （克）	醣類 （克）	維生素 A 國際單位 (IU)	維生素 B			維生素 C （毫克）	礦物質	
						維生素 B_1 （毫克）	維生素 B_2 （毫克）	菸鹼素 （毫克）		鈣 （毫克）	鐵 （毫克）
乳酪：天然	398	25.0	32.2	2.1	(1,310)	0.03	0.46	0.1	—	750	1.0
奶油、脫脂	106	13.6	4.2	2.9	(170)	0.03	0.25	0.1	—	94	0.3
奶油	374	8.0	37.7	2.1	(1,540)	(0.02)	0.24	0.1	—	62	0.2
帕米森	393	36.0	26.0	2.9	(1,060)	0.02	0.73	0.2	—	1,140	0.4
瑞典	370	27.5	28.0	1.7	(1,140)	0.01	(0.40)	(0.1)	—	925	0.9
美國	370	23.2	30.0	1.9	(1,220)	0.02	0.41	tr.	—	697	0.9
櫻桃：生的	70	1.3	0.3	17.4	110	0.05	0.06	0.4	10	22	0.4
酸的、加油、罐頭	89	0.8	0.2	22.7	650	0.03	0.02	0.2	5	14	0.3
甜的、加糖、罐頭	81	0.9	0.2	20.5	60	0.02	0.02	0.2	3	15	0.3
栗子	194	2.9	1.5	42.1	—	0.22	0.22	0.6	—	27	1.7
栗子粉	362	6.1	3.7	76.2	—	0.23	0.37	1.0	—	50	3.2
烤雞	166	31.6	3.4	—	60	0.04	0.10	11.6	—	11	1.3
雞豆	360	20.5	4.8	61.0	50	0.31	0.15	2.0	—	150	6.9
罐頭辣肉、豆子	133	7.5	6.1	12.2	60	0.03	0.07	1.3	—	32	1.7
蝦荑蔥	28	1.8	0.3	5.8	5,800	0.08	0.13	0.5	56	69	1.7
巧克力	205	10.7	53.0	28.9	60	0.05	0.24	1.5	—	78	6.7
可可粉	299	16.8	23.7	48.3	30	0.11	0.46	2.4	—	133	10.7
可可子	548	3.6	39.1	53.2	—	0.04	0.03	0.4	—	16	2.0
鱈魚	170	28.5	5.3	—	180	0.08	0.11	3.0	—	31	1.0
生菜沙拉	144	1.3	14.0	4.8	160	0.05	0.05	0.3	29	44	0.4
甘藍（烹調過的）	33	3.6	0.7	5.1	7,800	0.11	0.20	1.2	76	188	0.8
餅乾：原味	480	5.1	20.2	71.0	80	0.03	0.05	0.4	tr.	37	0.7
核桃	485	6.5	31.3	50.9	200	0.19	0.12	0.7	tr.	41	1.9
巧克力脆片	516	5.4	30.1	60.1	110	0.11	0.11	0.9	tr.	34	2.1
燕麥葡萄乾	451	6.2	15.4	73.5	50	0.11	0.08	0.5	tr.	21	2.9
香草	462	5.4	16.1	74.4	130	0.02	0.07	0.3	—	41	0.4
甜玉米：罐頭	91	3.3	1.0	21.0	400	0.12	0.10	1.4	9	3	0.6
加奶油	82	2.1	0.6	20.0	330	0.03	0.05	1.0	5	3	0.6
原味	83	2.5	0.5	20.5	350	(0.03)	(0.06)	(1.1)	5	3	0.5
玉米粉	368	7.8	2.6	76.8	340	0.20	0.06	1.4	—	6	1.8
玉米餅	386	7.9	0.4	85.3	—	0.43	0.08	2.1	—	17	1.4
玉米麵包	207	7.4	7.2	29.1	150	0.13	0.19	0.6	1	120	1.1
玉米粥	355	9.2	3.9	73.7	510	0.38	0.11	2.0	—	20	2.4
螃蟹（烹調過的）	93	17.3	1.9	0.5	2,170	0.16	0.08	2.8	2	43	0.8
螃蟹（罐頭）	101	17.4	2.5	1.1	—	0.08	0.08	1.9	—	45	0.8
餅乾（白麵粉）	384	8.0	9.4	73.3	—	0.04	0.21	1.5	—	40	1.5
餅乾（全麥麵粉）	433	9.0	12.0	71.5	—	0.01	0.04	1.0	—	21	1.2
蔓越橘（生的）	403	8.4	13.8	68.2	—	0.06	0.04	0.9	—	23	0.3
	46	0.4	0.7	10.8	40	0.03	0.02	0.1	11	14	0.5
蔓越橘醬（加糖）	146	0.1	0.2	37.5	20	0.01	0.01	tr.	tr.	6	0.2

（續附錄 4）

食物類別 100 克＝3 1/2 盎司	大卡	蛋白質（克）	脂質（克）	醣類（克）	維生素 A 國際單位 (IU)	維生素 B			維生素 C（毫克）	礦物質	
						維生素B_1（毫克）	維生素B_2（毫克）	菸鹼素（毫克）		鈣（毫克）	鐵（毫克）
奶油（液狀）	134	3.2	11.7	4.6	480	0.03	0.16	0.1	1	108	tr.
奶油（泡沫狀、低脂）	300	2.5	31.3	3.6	1,280	0.02	0.12	0.1	1	85	tr.
奶油（泡沫狀、高脂）	352	2.2	37.6	3.1	1,540	0.02	0.11	tr.	1	75	tr.
水芹	32	2.6	0.7	5.5	9,300	0.08	0.26	1.0	69	81	1.3
小黃瓜	14	0.6	0.1	3.2	tr.	0.03	0.04	0.2	11	17	0.3
乳蛋糕	115	5.4	5.5	11.1	350	0.04	0.19	0.1	tr.	112	0.4
蒲公英	33	2.0	0.6	6.4	11,700	0.13	0.16	—	18	140	1.8
棗子	274	2.2	0.5	72.9	50	0.09	0.10	2.2	—	59	3.0
甜甜圈	391	4.6	18.6	51.4	80	0.16	0.16	1.2	tr.	40	1.4
蛋（熟的）	163	12.9	11.5	0.9	1,180	0.09	0.28	0.1	—	54	2.3
蛋白	51	10.9	tr.	0.8	—	tr.	0.27	0.1	—	9	0.1
蛋黃	348	16.0	30.6	0.6	3,400	0.22	0.44	0.1	—	141	5.5
茄子（烹調過的）	19	1.0	0.2	4.1	10	0.05	0.04	0.5	3	11	0.6
萵苣	20	1.7	0.1	4.1	3,300	0.07	0.14	0.5	10	81	1.7
花粉	42	1.3	0.1	8.7	—	0.04	0.03	0.4	—	4	0.3
茴香	28	2.8	0.4	5.1	3,500	—	—	—	31	100	2.7
無花果（新鮮的）	80	1.2	0.3	20.3	80	0.06	0.05	0.4	2	35	0.6
無花果（乾燥的）	274	4.3	1.3	69.1	80	0.10	0.10	0.7	—	126	3.0
榛果	634	12.6	62.4	16.7	—	0.76	—	0.9	tr.	209	3.4
綜合水果罐頭	76	0.4	0.1	19.7	140	0.02	0.01	0.4	2	9	0.4
洋菜膠	59	1.5	—	14.1	—	—	—	—	—	—	—
葡萄柚	41	0.5	0.1	10.6	80	0.04	0.02	0.2	38	16	0.4
葡萄柚罐頭（加糖）	70	0.6	0.1	17.8	10	0.03	0.02	0.2	30	13	0.3
葡萄柚汁（加糖）	165	1.6	0.3	40.2	20	0.12	0.05	0.6	116	28	0.3
葡萄	69	1.3	1.0	15.7	100	(0.05)	(0.03)	(0.3)	4	16	0.4
葡萄汁	66	0.2	tr.	16.6	—	0.4	0.02	0.2	tr.	11	0.3
黑絲鱉	165	19.6	6.4	5.8	—	0.4	0.07	3.2	2	40	1.2
比目魚	171	25.2	7.0	—	680	0.5	0.07	8.3	—	16	0.8
心臟、牛肉	108	17.1	3.6	0.7	20	0.53	0.88	7.5	2	5	4.0
鯡魚	176	17.3	11.3	—	110	0.02	0.15	3.6	—	—	1.1
蜂蜜	304	0.3	—	82.3	—	tr.	0.04	0.3	1	5	0.5
辣菜	38	1.3	0.2	9.6	—	—	—	—	—	61	0.9
冰淇淋	193	4.5	10.6	20.8	440	0.04	0.21	0.1	1	146	0.1
果醬	272	0.6	0.1	70.0	10	0.01	0.03	0.2	2	20	1.0
甘藍（烹調過的）	39	(4.5)	(0.7)	6.1	8,300	0.10	0.18	1.6	93	187	1.6
肝臟	252	33.0	12.0	0.8	1,150	0.51	4.82	10.7	—	18	13.1
球莖甘藍（烹調過的）	24	1.7	0.1	5.3	20	0.06	0.03	0.2	43	33	0.3
羊肉	420	19.5	37.3	—	—	0.11	0.21	4.5	—	8	1.1

（續附錄 4）

食物類別 100 克＝ 3 1/2 盎司	大卡	蛋白質（克）	脂質（克）	醣類（克）	維生素 A 國際單位 (IU)	維生素 B			維生素 C（毫克）	礦物質	
						維生素 B_1（毫克）	維生素 B_2（毫克）	菸鹼素（毫克）		鈣（毫克）	鐵（毫克）
韭菜	52	2.2	0.3	11.2	40	0.11	0.06	0.5	17	52	1.1
檸檬（包含皮）	20	1.2	0.3	10.7	30	0.05	0.04	0.2	77	61	0.7
檸檬汁（未加糖）	23	0.4	0.1	7.6	20	0.03	0.01	0.1	42	7	0.2
檸檬汁（加糖）	195	0.2	0.1	51.1	20	0.02	0.03	0.3	30	4	0.2
扁豆（烹調過的）	106	7.8	tr.	19.3	20	0.07	0.06	0.6	—	25	2.1
萵苣（生的）	14	1.2	0.2	2.5	970	0.06	0.06	0.3	8	35	2.0
萊姆果（生的）	28	0.7	0.2	9.5	10	0.03	0.02	0.2	37	33	0.6
萊姆果汁（未加糖）	26	0.3	0.1	9.0	10	0.02	0.01	0.1	21	9	0.2
萊姆果汁（加糖）	187	0.2	0.1	49.5	tr.	0.01	0.01	0.1	12	5	0.1
肝（炒）	261	29.5	13.2	4.0	32,700	0.24	4.17	16.5	37	13	14.2
肝（水煮）	165	26.5	4.4	3.1	12,300	0.17	2.69	11.7	16	11	8.5
龍蝦	95	18.7	1.5	0.3	—	0.10	0.07	—	—	65	0.8
通心粉	148	5.0	0.5	30.1	—	0.18	0.10	1.4	—	11	1.1
乳酪通心粉	215	8.4	11.1	20.1	430	0.10	0.20	0.9	tr.	181	0.9
鯖魚	183	19.3	11.1	—	430	0.06	0.21	5.8	—	185	2.1
麥芽抽取汁	367	6.0	tr.	89.2	—	0.36	0.45	9.8	—	48	8.7
芒果	66	0.7	0.4	16.8	4,800	0.05	0.05	1.1	35	10	0.4
乳瑪琳	720	0.6	81	0.4	3,300	—	—	—	—	20	—
橘子果醬	257	0.5	0.1	70.1	—	0.02	0.02	0.1	6	35	0.6
牛奶	65	3.5	3.5	4.9	140	0.03	0.17	0.1	1	118	tr.
脫脂牛奶	36	3.6	0.1	5.1	tr.	0.04	0.18	1	1	121	tr.
罐裝牛奶	137	7.0	7.9	9.7	320	0.04	0.34	0.2	1	252	0.1
罐裝牛奶（加糖）	321	8.1	8.7	54.3	360	0.08	0.38	0.2	1	262	0.1
脫脂奶粉	363	35.9	0.8	52.3	30	0.35	(1.80)	0.9	7	1,308	0.6
糖蜜	252	—	—	65	—	0.07	0.06	0.2	—	165	4.3
黑糖蜜	213	—	—	55	—	0.11	0.19	2.0	—	684	16.1
鬆餅（藍莓）	281	7.3	9.3	41.9	220	0.16	0.20	1.2	1	84	1.6
鬆餅（麥麩）	261	7.7	9.8	43.1	230	0.14	0.24	4.0	tr.	142	3.7
鬆餅（玉米）	314	7.1	10.1	48.1	300	0.20	0.23	1.6	tr.	105	1.7
蘑菇（生的）	28	2.7	0.3	4.4	tr.	0.10	0.46	4.2	3	6	0.8
蘑菇（罐頭）	17	1.9	0.1	2.4	tr.	0.02	0.25	2.0	2	6	0.5
甜瓜	30	0.7	0.1	7.5	3,400	0.04	0.03	0.6	33	14	0.4
甜瓜（加蜜）	33	0.8	0.3	7.7	40	0.04	0.03	0.6	23	14	0.4
芥茉子	23	2.2	0.4	4.0	5,800	0.08	0.14	0.6	48	138	1.8
麵條	125	4.1	1.5	23.3	70	0.14	0.08	1.2	—	10	0.9
燕麥	55	2.0	1.0	9.7	—	0.08	0.02	0.1	—	9	0.6
鱸魚	227	19.0	13.3	6.8	—	0.10	0.11	1.8	—	33	1.3

（續附錄 4）

食物類別 100 克＝ 3 1/2 盎司	大卡	蛋白質（克）	脂質（克）	醣類（克）	維生素 A 國際單位 (IU)	維生素 B			維生素 C（毫克）	礦物質	
						維生素B₁（毫克）	維生素B₂（毫克）	菸鹼素（毫克）		鈣（毫克）	鐵（毫克）
秋葵葉	29	2.0	0.3	6.0	490	(0.13)	(0.18)	(0.9)	20	92	0.5
橄欖	116	1.4	12.7	1.3	300	—	—	—	—	61	1.6
洋蔥（生的）	38	1.5	0.1	8.7	40	0.03	0.04	0.2	10	27	0.5
洋蔥（烹調過的）	29	1.2	0.1	6.5	40	0.03	0.03	0.2	7	24	0.4
洋蔥（乾燥的）	350	8.7	1.3	82.1	200	0.25	0.18	1.4	35	166	2.9
洋蔥苗	45	1.1	0.2	10.5	tr.	0.05	0.04	0.4	25	40	0.6
橘子（去皮）	49	1.0	0.2	12.2	200	0.10	0.04	0.4	(50)	41	0.4
橘子汁	45	0.7	0.2	10.4	200	0.09	0.03	0.4	50	11	0.2
橘子汁（濃縮）	158	2.3	0.2	38.0	710	0.30	0.05	1.2	158	33	0.4
牡蠣	66	8.4	1.8	3.4	310	0.14	0.18	2.5	—	94	5.5
薄餅	231	7.1	7.0	34.1	120	0.17	0.22	1.3	tr.	101	1.3
香菜	44	3.6	0.6	8.5	8,500	0.12	0.26	1.2	172	203	6.2
防風草	66	1.5	0.5	14.9	30	0.07	0.08	0.1	10	45	0.6
水蜜桃（生的）	38	0.6	0.1	9.7	1,330	0.02	0.05	1.0	7	9	0.5
水蜜桃（加糖）	78	0.4	0.1	20.1	430	0.01	0.02	0.6	3	4	0.3
水蜜桃（乾燥）	262	3.1	0.7	68.3	3,900	0.01	0.19	5.3	18	48	6.0
水蜜桃（乾燥、以糖醃漬）	119	0.9	0.2	30.8	1,070	tr.	0.05	1.4	2	13	1.6
花生（帶皮）	564	26.0	47.5	18.6	—	1.14	0.13	17.2	—	69	2.1
花生（烤過、加鹽）	585	26.0	49.8	18.8	—	0.32	0.13	17.2	—	74	2.1
花生醬	581	27.8	49.4	17.2	—	0.13	0.13	15.7	—	63	2.0
梨子（帶皮）	61	0.7	0.4	15.3	20	0.02	0.04	0.1	4	8	0.3
梨子（加糖）	76	02	0.2	19.6	tr.	0.01	0.02	0.1	1	5	0.2
梨子（乾燥）	268	3.1	1.8	67.3	70	0.01	0.18	0.6	7	35	1.3
梨子（乾燥、以糖醃漬）	151	1.3	0.8	38.0	30	tr.	0.07	0.2	2	15	0.6
豆類（烹調過）	43	2.9	0.2	9.5	(610)	0.22	0.11	—	—	56	0.5
豆類（罐頭）	66	3.5	0.3	12.5	450	0.09	0.05	0.9	—	20	1.7
核果	687	9.2	71.2	14.6	130	0.86	0.13	0.9	2	73	2.4
胡椒粉（辣的）	25	0.9	0.1	6.1	610	0.02	0.05	0.8	68	7	0.5
胡椒粉（含子）	65	2.3	0.4	15.8	21,600	0.1	0.2	2.9	369	16	1.4
胡椒子（生的、甜的）	22	1.2	0.2	4.8	420	0.08	0.08	0.5	128	9	0.7
胡椒子（煮過的）	18	1.0	0.2	3.8	420	0.06	0.07	0.5	96	9	0.5
胡椒子（加牛肉、麵包屑）	170	13.0	5.5	16.8	280	0.09	0.17	2.5	40	42	2.1
青柿	77	0.7	0.4	19.7	2,710	0.03	0.02	0.1	11	6	0.3
醃小黃瓜	11	0.7	0.2	2.2	100	tr.	0.02	tr.	6	26	1.0
派：蘋果	256	2.2	11.1	38.1	30	0.02	0.02	0.4	1	8	0.3
水蜜桃	255	2.5	10.7	38.2	730	0.02	0.04	0.7	3	10	0.3
覆盆子	253	2.5	10.7	38.2	50	0.02	0.04	0.3	3	64	0.5
鳳梨（生的）	52	0.4	0.2	13.7	70	0.09	0.03	0.2	17	17	0.7
鳳梨（罐頭）	74	0.3	0.1	19.4	50	0.08	0.02	0.2	7	11	0.5

（續附錄 4）

食物類別 100 克＝ 3 1/2 盎司	大卡	蛋白質（克）	脂質（克）	醣類（克）	維生素 A 國際單位 (IU)	維生素 B			維生素 C（毫克）	礦物質	
						維生素B_1（毫克）	維生素B_2（毫克）	菸鹼素（毫克）		鈣（毫克）	鐵（毫克）
海扁	112	23.2	1.4	—	—	—	—	—	—	115	3.0
芝蔴	563	18.6	49.1	21.6	30	0.98	0.24	5.4	—	1,160	10.5
鯡魚	201	23.2	11.3	—	30	0.13	0.26	8.6	—	24	0.6
橘子水	134	0.9	1.2	30.8	60	0.01	0.03	tr.	2	16	tr.
蝦子（生的）	91	18.1	0.8	1.5	—	0.02	0.03	3.2	—	63	1.6
蝦子（罐頭）	80	16.2	0.8	0.8	50	0.01	0.03	1.5	—	59	1.8
糖漿	263	—	—	68	—	0.13	0.06	0.1	—	60	3.6
楓糖漿	252	—	—	65	—	—	—	—	—	104	1.2
湯（蕃茄）	72	1.6	2.1	12.7	810	0.05	0.03	0.9	10	11	0.6
（蔬菜牛肉湯）	64	2.2	1.4	11.0	2,500	0.03	0.02	1.0	—	16	0.7
黃豆	118	9.8	5.1	10.1	660	0.31	0.13	1.2	17	60	2.5
義大利麵	148	5.0	0.5	30.1	—	0.18	0.10	1.4	—	11	1.1
義大利麵（加肉球、蕃茄醬）	134	7.5	4.7	15.6	640	0.10	0.12	1.6	9	50	1.5
菠菜（生的）	26	3.2	0.3	4.3	8,100	0.10	0.20	0.6	51	93	3.1
菠菜（烹調過的）	23	3.0	0.3	3.6	8,100	0.07	0.14	0.5	28	93	2.2
大黃瓜（烤）	50	1.8	0.4	11.7	4,800	0.05	0.13	0.7	10	24	0.8
（水煮）	14	0.9	0.1	3.1	390	0.05	0.08	0.8	10	25	0.4
草莓	37	0.7	0.5	8.4	60	0.03	0.07	0.6	59	2	1.0
黑糖	373	—	—	96.4	—	0.01	0.03	0.2	—	1	—
砂糖	385	—	—	99.5	—	—	—	—	—	—	0.1
向日葵子	560	24.0	47.3	19.9	50	1.96	0.23	5.4	—	120	7.1
牛肉	320	25.9	23.2	—	—	—	—	—	—	—	—
甘藷（烤）	141	2.1	0.5	32.5	8,100	0.09	0.07	0.7	22	40	0.9
甘藷（水煮）	168	1.3	3.3	34.2	6,300	0.06	0.04	0.4	10	37	0.9
甘藷（罐頭）	114	1.0	0.2	27.5	5,000	0.03	0.03	0.6	8	13	0.7
旗魚	174	28.0	6.0	—	2,050	0.04	0.05	10.9	—	27	1.3
柑橘	46	0.8	0.2	11.6	420	0.06	0.02	0.1	31	40	0.4
葛粉	117	0.2	0.1	29.4	10	tr.	tr.	tr.	tr.	3	0.2
扁魚	138	24.5	3.7	—	—	—	—	—	—	—	—
蕃茄（生的）	22	1.1	0.2	4.7	900	0.06	0.04	0.7	23	13	0.5
蕃茄（罐頭）	21	1.0	0.2	4.3	900	0.05	0.03	0.7	17	6	0.5
蕃茄醬	106	2.0	0.4	25.4	1,400	0.09	0.07	1.6	15	22	0.8
蕃茄辣醬	104	2.5	0.3	24.8	(1,400)	(0.09)	(0.07)	(1.6)	(16)	20	(0.8)
蕃茄汁	19	0.9	0.1	4.3	800	0.05	0.03	0.8	16	7	0.9
蕃茄凍	82	3.4	0.41	18.6	3,300	0.20	0.12	3.1	49	27	3.5
牛肉	244	21.5	6.7	0.4	—	0.05	0.29	3.5	—	7	2.2
鮪魚罐頭（油）	288	24.2	20.5	—	90	0.04	0.09	10.1	—	6	1.1
鮪魚罐頭（水）	127	28.0	0.8	—	—	—	0.10	13.3	—	16	1.6

（續附錄4）

食物類別 100克＝3 1/2 盎司	大卡	蛋白質（克）	脂質（克）	醣類（克）	維生素A 國際單位 (IU)	維生素B			維生素C（毫克）	礦物質	
						維生素B_1（毫克）	維生素B_2（毫克）	菸鹼素（毫克）		鈣（毫克）	鐵（毫克）
火雞	263	27.0	16.4	—	—	—	—	—	—	—	—
芥茉子	23	0.8	0.2	4.9	tr.	0.04	0.05	0.3	22	35	0.4
芥茉葉	20	2.2	0.2	3.6	6,300	0.15	0.24	0.6	69	184	1.1
		26.4									
小牛肉	234	20.5	13.4	—	—	0.07	0.25	5.4	—	11	3.2
核桃（黑色）	628	14.8	59.3	14.8	300	0.22	0.11	0.7	—	tr.	6.0
核桃（英國）	651		64.0	15.8	30	0.33	0.13	0.9	2	99	3.1
栗子	79	1.4	0.2	19.0	—	0.14	0.20	1.0	4	4	0.6
水芹	19	2.2	0.3	3.0	4,900	0.08	0.16	0.9	79	151	1.7
西瓜	26	0.5	0.2	6.4	590	0.03	0.03	0.2	7	7	0.5
全麥麵粉	333	13.3	2.0	71.0	—	0.55	0.12	4.3	—	41	3.3
麩質麵粉	378	41.4	1.9	47.2	—	—	—	—	—	40	—
小麥芽	363	26.6	10.9	46.7	—	2.01	0.68	4.2	—	72	9.4
小麥（加鹽）	363	15.0	1.5	78.5	—	0.55	0.23	7.8	—	28	4.2
小麥（無鹽）	354	9.9	2.0	79.9	—	0.22	0.11	4.4	—	43	3.5
白魚	215	15.2	14.0	5.8	2,000	0.11	0.11	2.3	tr.	—	0.5
山芋	101	2.1	0.2	23.2	tr.	0.10	0.04	0.5	9	20	0.6
酵母菌（烘焙用）	282	(36.9)	1.6	38.9	tr.	2.33	5.41	36.7	tr.	(44)	(16.1)
酵母菌（釀酒用）、	283	(38.8)	1.0	38.4	tr.	15.61	4.28	37.9	tr.	210	17.3
酵母乳（脫脂奶粉）	50	3.4	1.7	5.2	70	0.04	0.18	0.1	1	120	tr.
酵母乳（全脂牛奶）	62	3.0	3.4	4.9	140	0.03	0.15	0.1	1	111	tr.
餅乾	423	10.7	8.8	74.3	40	0.05	0.07	0.9	—	13	0.6

*摘錄自美國農業部「農業手冊」第八冊，《食物的成分》

美國營養學權威著作

安德爾・戴維絲　Adelle Davis

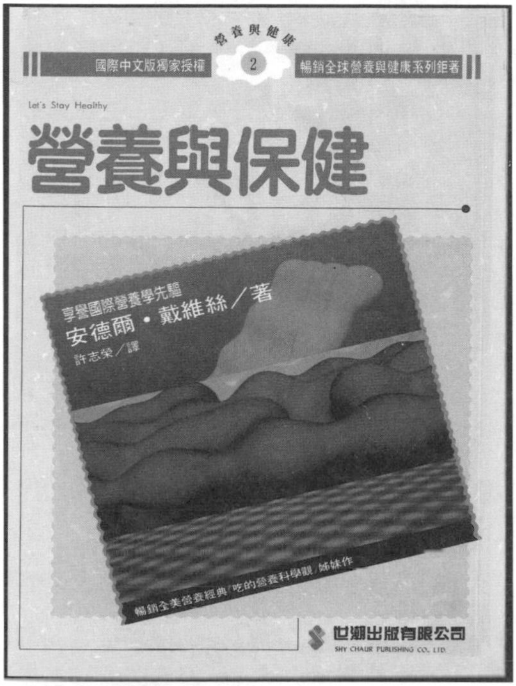

書名：營養與保健
作者：　安德爾・戴維絲
譯者：許志榮
出版社：世潮
定價：230元
尺寸：15X21cm

全世界銷售超過一千萬本
全世界最暢銷、最長壽的營養學書籍
最多讀者公認對健康最有益的好書
保健營養產官學界最推崇基礎營養書

「早餐像皇帝，中餐像王子，晚餐像貧民」這句膾炙人口的營養學觀點，便是來自本書作者—安德爾・戴維絲

安德爾・戴維絲在本書中以最精鍊的文字，告訴我們營養與人體生理健康之間的關係。簡明清晰的圖表，認識複雜的人體構造，同時也了解人類生長所需的物質是什麼？供給人體能源的是什麼？什麼食物會時我們發胖？什麼物質對人體有害？

對現代營養學概念模糊的人來說，這是一本很好的參考書。本書共有四大篇49章節，從第一篇消化與酵素開始，介紹食物中的營養如何被人體消化吸收，以期了解正常的生理作用如何進行。

第二篇則是維生素的功用，介紹人體需要的主要維生素，在人體中如何作用，缺少了或太多又會造成怎樣的問題。

第二篇是介紹空氣、水與礦物質，主要是在說明人體的血液組成及作用，相關的礦物質如何影響人體，避免太多或不足所造成的問題。

第四篇家人的健康，列舉不同年齡層和不同需求時期，所需要的營養也不同，幫助家庭認識到老人及小孩的特殊需求，注意營養從家中做起。

本書詳細說明如何從三餐中攝取均衡的營養，若一般人只是僵硬地按照營養食譜來進行，不僅不切實際，甚至可能造成反效果。營養學大師—戴維絲女士，從專業角度來撰寫這本書，根據營養最佳比例來做建議，實用價值極高。

根據營養最佳比例所作的建議，選擇多樣化、方式人性化，是新世紀健康運動的最佳典範，也適合一般讀者與專業醫護人士研讀。

美國營養學權威著作

安德爾・戴維絲 Adelle Davis

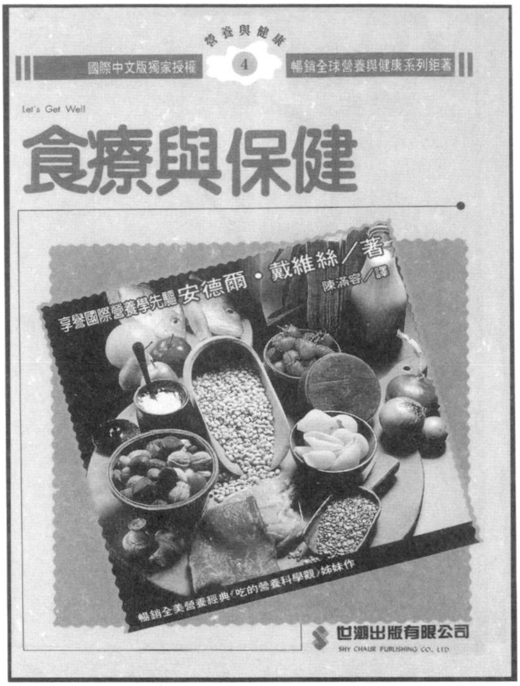

書名：食療與保健
作者： 安德爾・戴維絲
譯者：陳滿容
出版社：世潮
定價：220元
尺寸：15X21cm

全世界銷售超過一千萬本
全世界最暢銷、最長壽的營養學書籍
最多讀者公認對健康最有益的好書
保健營養產官學界最推崇基礎營養書

「早餐像皇帝，中餐像王子，晚餐像貧民」這句膾炙人口的營養學觀點，便是來自本書作者—安德爾・戴維絲

保持飲食中最佳的營養品質，不僅可以增進健康，亦能預忙防疾病與延緩老化。

具備充分的營養學知識，在日常飲食中注意各種營養素適當攝取與補充，小小的動作，便能大幅降低疾病的發生率。

本書從生理上及生物化學的基礎上，研究分析各種營養素與人體健康的關係，提供對現今各種文明病如心臟病、癌症、糖尿病、胃潰瘍、關節炎、消化與神經系統失調、甲狀腺功能異常等，增內加抵抗力的食療方法。

對病人最有助益的，是指導他們如何選擇自己所需營養的食物。

我們平常所吃的食物，大都經過加工或精製，導致不是營養過量，就是養分大量流失，反而增加很多不必要的熱量，不但對健康毫無幫助還可能有害。

安德爾女士所提出的營養學觀念，主要是在預防疾病。適當的營養對於疾病的預防早已廣為接受，並被視為與醫療同等重要。作者記錄自己的研究所得，並將營養與食療並重的觀念整理成本書。

獲得兩次諾貝爾獎的鮑立博士曾說：「如果你沒有許多觀念，那你便產生不出好觀念」這正是本書最好的寫照。

人們平時對健康的觀念並不積極，追求美食才是最重要的，新的營養學觀念往往被拋諸腦後。

本書內容有組織、合邏輯的表達方式，無論是一般注意健康的讀者，或對人體生長發育有興趣的學生，閱讀本書都會帶來許多益處。

美國營養學權威著作

安德爾・戴維絲　Adelle Davis

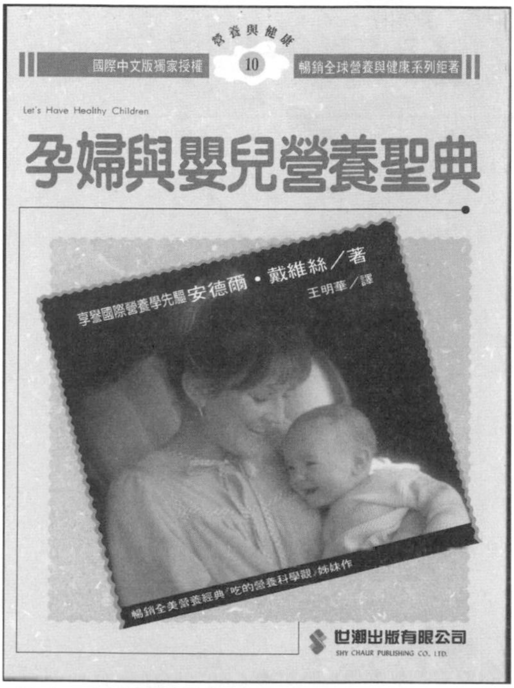

書名：孕婦與嬰兒營養聖典
作者：　安德爾・戴維絲
譯者：王明華
出版社：世潮
定價：200元
尺寸：15X21cm

全世界銷售超過一千萬本
全世界最暢銷、最長壽的營養學書籍
最多讀者公認對健康最有益的好書
保健營養產官學界最推崇基礎營養書

「早餐像皇帝，中餐像王子，晚餐像貧民」這句膾炙人口的營養學觀點，便是來自本書作者—安德爾・戴維絲

營養是健康的守護神，而健康則是預防疾病的最要途逕。

嬰幼兒時期的營養是否適當與充足，將會影響孩子一生的健康。同時健康的父母才能養育健康的寶寶。
本書告訴準備生育或已有孩子的年青夫婦應具備的營養知識，尤其是準媽媽們在懷孕間甚至懷孕之前，如何注意攝取充足營養，保持良好的健康。

本書從懷孕前的準備開始，例如懷孕時要加強營養均衡的飲食，不只是為了寶寶，也是為了孕婦。

如果前次懷孕因營養不良造成不適，再度懷孕前，應先加強六個月以上的營養，懷孕之後，注意額外補充維生素B、維生素B16、葉酸及維生素E，注意預防懷孕期間的異常。

懷孕期應如何攝取均衡的飲食，準備食物應該遵守三項原則：充分供給所有必須的營養；選用未精製的食物；補足所有欠缺營養。

當嬰兒出生後，本書提供各種育嬰與營養有關之知識及如何養育「優秀、健康、漂亮」的寶寶，是一本營養與健康最好的育嬰指南。

現在有愈來愈多的醫生將營養治療列入醫療項目，有關的書籍紛紛出版，醫學院也將臨床營養學列入課程。

現在醫學界已經普遍重視熱量、脂肪、碳水化合物、蛋白質、維生素及礦物質等營養對於人體的作用；進而探討營養與身心健康的關聯。

營養的重要性，促使醫學界注意到忽略的問題，並促進一般大眾的營養知識，使父母瞭解對於子女營養的責任，引導父母及孩子都能獲得最好的健康。

國家圖書館出版品預行編目資料

吃的營養科學觀 / 安德爾.戴維絲（Adelle Davis）
著 ; 王明華譯. -- 修訂初版. -- 新北市 : 世潮,
2017.11
面 ;　公分. --（營養與健康 ; 49）
譯自 : Let's eat right to keep fit
ISBN 978-986-259-049-2（平裝）

1.營養

411.3　　106015245

營養與健康49

吃的營養科學觀【修訂大字版】

作　　者 / 安德爾・戴維絲（Adelle Davis）
譯　　者 / 王明華
責任編輯 / 簡玉珊
封面設計 / 鄧宜琨
出 版 者 / 世潮出版有限公司
地　　址 / (231)新北市新店區民生路19號5樓
電　　話 / (02)2218-3277
傳　　真 / (02)2218-3239（訂書專線）
劃撥帳號 / 17528093
戶　　名 / 世潮出版有限公司　單次郵購總金額未滿500元（含），請加80元掛號費
世茂集團 / www.coolbooks.com.tw
排版製版 / 辰皓國際出版製作有限公司
印　　刷 / 傳興印刷股份有限公司
修訂初版一刷 / 2017年11月
二版一刷 / 2023年5月

ＩＳＢＮ / 978-986-259-049-2
定　　價 / 350元